JN079405

「奇跡の国」と言われているが…

どうする麻薬問題

WHAT TO DO WITH DRUG PROBLEMS

山本　章［著］
Akira Yamamoto

薬事日報社

はじめに

私は厚生省（現：厚生労働省）、環境庁（現：環境省）での国家公務員暮らしを送った20世紀末の30年間（1970年から2000年まで）のうち、「麻薬」と名のつく職場に4回勤務した。

一回目は、厚生省近畿地区麻薬取締官事務所、1か月
二回目は、厚生省薬務局麻薬課第一課係員、1年3か月
三回目は、厚生省薬務局麻薬課課長補佐、3年
四回目は、厚生省薬務局麻薬課課長、3年

ということで、合計7年半程、役人生活の丁度4分の1が「麻薬」暮らしで、今更ながら驚いている。他に長い順に医薬品の安全問題、環境化学物質問題、医薬分業問題、食品の安全問題、国際問題、医薬品の審査、人事などを経験した。こんなに「麻薬」暮らしの長かった人は、霞が関にはいない。

一回目の勤務地は1970年の万博開催中の大阪（近畿地区麻薬取締官事務所）で、上司・先輩

は麻薬Gメンと呼ばれる人達であった。この年の4月に東京代々木のオリンピック村で開催された国家公務員合同初任者研修終了後に大阪勤務が始まり、翌5月に本省への異動があったので麻薬取締官事務所（マトリ）に通ったのは実質3週間だった。その何年か前には、後に大臣官房審議官になる若手麻薬Gメンがファンを装ってアメリカから来日した有名なジャズドラマー2人に対し全国各地で尾行・張り込みを続け、ヘロイン・大麻事犯を挙げた特別捜査事件（米国四大ドラマー楽団員による大麻事件）があったと後で知ったが、当時は知る由もなかった。

これは、ほんのわずかな期間の勤務と言えるが、振り返ってみると現場から物事を発想する習慣がつき、後に本省勤務になっても、例えば局長通知・課長通知を起案するに際し、現場志向主義で書こうとしたし、情報の受け手を意識する習慣できたのも、ひとえにこの時の経験によるものと感謝している。

二回目の勤務地は霞が関で、厚生本省の行政官としてのイロハを勉強することが出来た。ところが所属の麻薬第一課が、薬務局内の組織変更に伴ってあっという間に麻薬第二課と併合され、あおりを喰らって転出した。当時サリドマイドやスモンなどの薬害事件が行政上の大きな問題となっていて、その対応に駆り出されたものであった。

三回目は環境庁や大臣官房などを経験した後の出戻り麻薬課勤務で、課長補佐という実質上色々なことが出来るポストが与えられた。周りの同僚・後輩は、また日の当たらない麻薬稼業かと気の毒がってくれたようだが、本人としては嬉々として手付かずのままやり残されていた仕事に取り組んだ。どちらかというと白地に絵を描くのに近い状況が転がっていた。そして「天皇陛下ご重体」などの報道があって、全国各地に「自粛」の動きが広まり、辺りには昭和も終わりかけの淀んだ空気が漂っていた。

四回目は課長ポストをいくつか経験した後にたどり着いた、今にして思えば上がりのポストで、退職直後に厚生労働省がスタートした。

振り返って考えてみると、こんな珍しい経験をしたのは後にも先にも私1人だ。その間の感想は、「日本の麻薬規制は、これでも比較的うまくいっている」の一言に尽きる。

と言うのは、麻薬規制の国際会議で出会った各国代表者は、こんな日本を「奇跡の国」と捉えていたから。「日本が奇跡の国?!」、初めて聞いたときは、語学力不足からくる聞き間違えかと思ったが、何人かから聞くうちに、自国の薬物乱用の状況を念頭に置いて述べた感想と理解した。

とは言うものの、国内には今もって麻薬・覚せい剤・大麻などの薬物乱用が後を絶つ気配がない。このような現状を見るにつけ、かってその対策に駆けずり回った者の1人として、何とも面映い思いだ。

このところ、覚せい剤の乱用が少し下火になったかと思うと、危険ドラッグと言う新たな問題が出て来たし、それも政府の強力な対策が奏功すると、今度は大麻の乱用が増大するなど、もぐら叩きの様相は依然として続いているようだ。

一方2018年に日本政府がまとめた「第五次薬物乱用防止五か年戦略」によると、そこには様々な課題が指摘されているし、２０３０年に訪日外国人旅行者を6千万人にするという「観光立国日本」推進策、２０２０年の東京オリンピック・パラリンピック、それに２０２５年の大阪万博などによる訪日外国人の増加などを勘案すると、「奇跡の国」などと浮かれている訳にはいかない。

また目を海外に転じると、例えば２０１８年にカナダがG7の中で初めて嗜好用の大麻の使用解禁に踏み切ったと伝わるなど、麻薬を巡る国際秩序や環境はいつの間にか変わりつつあるのかも知れない。いずれにしても、この「奇跡の国」の運命や如何に?と言ったところで、安閑としていられない。

この様な状況の下、私が「四度にわたる麻薬時代」に見聞きしたこと・考えたこと・やったことなどをまとめて「奇跡の国」への航跡をたどれば、将来どこかで誰かに役立つかもしれない、と考えるに至った。

そこで曖昧な記憶をたどりつつ古い資料を辿っていると、現役当時は仕事に夢中で気付かなかった事実に少なからず遭遇した。そして、そのような記憶と出くわした事実を頭の中でつなげて、自身の興味本位で稿を進めてみた。もはや昔のような責任はないが故に、かえって麻薬問題全体を俯瞰できるかもしれないとも考えた。

ほぼ書き終わったところで読み返してみると、果たして読んでいただく皆様に何の役に立つのか分からない。また興味本位でお読み頂く方がおられたにしても、麻薬問題全般に風呂敷を広げ過ぎていて、書き足りない面が随所にあることを認めざるを得ない。

しかしこのような本はおそらく誰も書くまいから、雑談を交えてとりあえず書いてしまおうと考えるに至り、最新情報は後輩の麻薬担当課長経験者らに教えてもらいながら、薬事日報社の協力を得て発刊にこぎ着けた次第である。

目次

第二部　法律はみんなの願い

第三部　山本君　まだ麻薬やってんの？

第四部　誰だ！ヤクを創った奴は？

第五部　初めにアヘン戦争ありき―国際問題

第六部　ダメ・ゼッタイを永遠に

序章

かつて私は、旧厚生省で食品添加物や残留農薬を規制する食品化学行政を担当したことがあった。食品中に含まれるこのような化学物質の発がん性などの安全性に関して消費者特に主婦の間で不安感が広がっていて、日々野党から国会質問が相次ぎ、対応に追われていた頃のことである。

そんなある日、何かの会議で渡り廊下伝いに隣の農林水産省を訪ねた時のこと。会議室に入って何人かの農水省の担当官と交換した名刺を手に取って、一瞬「プッ」と吹き出しそうになってあわてて口を押さえた。内心「何これ？」と思ったことを記憶している。何とそこには「いも係長」と書いてあったのだ。

中央官庁の職名には官房長、総務課長など、抽象的で何を担当しているのか分かりづらいものが少なくないが、「いも係長」とは、失礼ながら何とも即物的で仕事の中味が分かり易い。そして彼の前のデスクには「豆係長」、両脇には「葉菜係長」、「根菜係長」が居るのかと想像すると、その課全体が野菜畑にも似ていよいよ分かり易く、さすが農水省と言ったところだ。

ところがその直後の人事異動で、私はあろうことか「麻薬課長」の名刺を使うことになった。厚生省に入って以来25年以上経っていたので見慣れた官職名であったが、今振り返ってみると「麻薬」と言うモノの名前が書いてあって、これまた即物的だ。

とは言え、「麻薬」と言う言葉は知っていても、麻薬を見た・触った・使った人はまずいない。ましてや、そんな名刺を持つ者が一体どんな仕事をしていたのか、世間の人にはまるで分からない。だからだろう、退官後の私を誰かに紹介する人は決まって、「山本さんは厚生省の麻薬課長だったんですよ！」と言い放ち、それを聞いた人は「エーッ！」と声を発するが、どう応じていいのか分からない、といった表情になる。恐らく「何それ！」とでも言いたかったのだろう。

当時厚生省では、法学・経済学部などの出身者が行政全般を担当し、医師・薬剤師・衛生工学出身者が技官として、その他、事務全般を担当する事務官などがそれぞれの分野を担当していた。

私の場合、薬剤師の資格を持つ薬系技官だったので、30年間の霞が関生活で食品・麻薬の他に、医薬品安全・環境化学・医薬分業・国際関係・医薬品審査など、主に病気や健康に関わるモノを規制する行政に携わってきた。

しかし麻薬課長だったと聞いた人はその途端、子供がお絵かきアプリで描いた絵の色合いが一変するように、麻薬以外の印象が全部かき消されてしまうようだ。

それ程強烈な印象を与えるにしては、どんな仕事をしていたのか分かりづらい「麻薬課長」であったが、その後の行政組織改革によって他の課と統合されたため、今や「麻薬課長」の名刺を持つ者はいない。

とはいえ海外との往来が増加の一途をたどる今日、麻薬を代表とする薬物の乱用防止対策は引き続き重要で、官民挙げて強力に実施し続けることが肝要である。またそのための業務・法律、行政組織・民間組織・国際組織は、その各々の重要かつ特殊な役割を果たすことが、以前にも増して期待されている。

そこで本書では、一般にはなじみの薄い、麻薬を頂点とする乱用薬物にまつわる諸々について、自分の行政経験に最近の情報を交えつつ、以下に紹介する。

第一部

麻薬Ｇメン物語

第1章　銭形平次もかくや（大阪にて）

時は1996年頃のある日、大阪市内のとある有名ホテルの車寄せで客待ちをしていた黒いタクシーに、フロントから駆け出して来た背広姿の親父と鞄を脇に抱えた息子があわてて駆け込んだ。とその時、二人を追ってきた背広姿の屈強な男5人がバラバラッとその車を囲んで取り付こうとした。危ない！扉がバタンと閉まって車が急発進したその瞬間、フロントガラスに「ピーン」という音がして、車はキキキキーとタイヤをきしませて急停車した。

音の正体は一本の黒いボールペン。投げたのは麻薬Gメンに任官したばかりの新人で、あとの4人は先輩Gメン。覚せい剤取引容疑の逮捕状を手にして、居場所情報を頼りにホテルにたどり着いた一瞬の出来事だった。タクシーの運転手は目の前の出来事に何事かと声を失ったが、5人のGメンはいつものように二人の身柄を確保すると、無言でその場を立去った。

かつて私は、大川橋蔵や北大路欣也が映画やテレビで演じる神田明神下の岡っ引き銭形平次が、投げ銭で悪者をお縄にする姿を見て、あんなもので逮捕できるものか、と嘘っぽさを感じていた。

しかしこの新人麻薬Gメン君の話を聞いて以来、野村胡堂描く江戸時代の捕り物帖の図柄がようやく目に浮かぶようになった。

ボールペンと四角い穴の開いた寛永通宝。いずれもぶつけられて怪我をするほどの代物ではない。しかし相手が一瞬ひるむ隙を作るには十分で、隙が出来たところで追う者が優位に立ち、お縄頂戴にこぎ着けるのだ。

あえてこの新人Gメン君について解説しておくと、普段こんな訓練をしたことはないし、上司や先輩から教わったこともなく、無論、野村胡堂の愛読者でもない。胸ポケットのボールペンを、とっさに車のフロントガラス目がけて投げつけた、と言うのである。

麻薬Gメンは、現在全国に290余名が配置されている、文字通りGovernment Menすなわち政府直属の職員であって、都道府県や市区町村の職員ではない。ちなみに警察官は都道府県の職員だ。このため麻薬Gメンは、一旦辞令が出れば北海道から沖縄までどこでも勤務する、拳銃の携帯を許された特別司法取締職員だ。わずかな人数で、しかも頻回の全国異動を余儀なくされるので、本人及びその家族にかかる負担や犠牲は計り知れない。なお最近では、2015年に危険ドラッグ対策として29名の増員が認められている。

そんなGメンにはどんな人物が向いているのか、その適性について各地区を統括する麻薬部長に聞いてみたことがある。すると「機転が利くこと」と言う答えが返ってきたのは意外だった。身体能力が高い、粘り強いなどの答えを想定していたからであり、臨機応変の対応が何よりも大切であると知った次第である。

もっとも麻薬捜査は司法警察の中でも極めて特殊な分野の業務である。このため主に薬学・法律・語学のいずれかを履修した者が採用されている。ちなみに薬剤師は、このところ麻薬Gメンの3分の2を占めている。

第2章　女性麻薬Gメン登場

　女性だからGウーメンと言うべきか、いやGパーソンなのかもしれないが、ここでは簡単に女性麻薬Gメンとしておこう。

　ある日麻薬Gメンの現場から、Gメンに女性を採用してほしいと言う声が上がってきた。「女性活躍社会」などと言う言葉が、まだ聞かれなかった頃のことである。その訳を聞いてみると、被疑者・捜査対象者が女性の場合、男の麻薬Gメンでは何かと都合の悪いことが多くなってきたと言うのだ。

　例えば、覚せい剤の使用が疑われた場合、その証拠として使用を裏付ける被疑者の尿サンプルの確保が必要となるが、採尿が適法に行われたことが証明できなければ、訴訟での証拠として採用されない。現に被疑者が捜査から逃れようとして、係官が見ていない隙に尿以外の液体を採尿器に入れるといったケースがあった。かといって女性被疑者の採尿の現場に男の麻薬Gメンが立ち会おうとすると、無論人権問題になる。

丁度その頃実際に長野県の覚せい剤使用事犯の裁判で、採尿手続きが適法でなかったとの訴えが被告女性から出されて、無罪となった事例があった。尿から覚せい剤が検出されて、覚せい剤使用の事実があったにも関わらず・・・。

決して多いとは言えない麻薬Ｇメンの定員を女性に割り振るには忍び難いものがあったが、長野県のケースを他山の石としない訳にはいかない。調べてみると過去に女性麻薬Ｇメンがヘロインの密売に対する囮《おとり》捜査に偽アベックとして参加した記録も見つかった。昭和30年代、近畿地区麻薬取締官事務所神戸支所にトラグラ（トランジスター・グラマーの略）の愛称で呼ばれた、薬科大学卒業したての女性がその人。

そもそも麻薬所持などが疑われる女性被疑者のボディチェックなども考えると、多少戦力ダウンになることも覚悟の上で、次の機会に数名の女性を採用せざるを得なかった。するとどうだろう。その後現場から上がって来る報告で、戦力ダウンどころか、男性Ｇメンだけで捜査していた頃には考えつかないことが起きたことを知った。

例えば被疑者の車を追跡する場合。いかつい男性Ｇメンが運転していると相手に感づかれる可能性が高いが、女性麻薬Ｇメンだと相手は油断してくれる。また屈強な男の麻薬Ｇメンが２人、襟を立てたトレンチコート姿で張り込んでいると、松本清張描くところの「張り込み」そのものだが、男女２人の麻薬Ｇメンなら、少々長い時間同じ場所に留まっていても、愛を語っているのか、それとも別れ話かと、見て見ぬふりをしてくれる。

極めつけは家宅捜査令状を持って、被疑者が住むアパートに駆けつける場面だ。女性麻薬Gメンが居なかった頃は、学生時代にラグビーの経験のあるキン肉マンのような若手麻薬Gメンが入り口の扉を体当たりで突き破って部屋に突入し、被疑者が反対側の窓から逃げないタイミングで取り押さえるなどの場面があった。

しかし女性麻薬Gメンが関って、様相は一変した。アパートに着くとまず外からドアをコンコンとノックして、「駅前の花屋がお届けに参りました。」などと声をかける。そして中から被疑者がドアを開けた瞬間に、男性麻薬Gメンがドドッと飛び込んであっさり御用、と言う寸法だ。ちなみに木造アパートの扉を壊すと、捜査費の中から大家さんに弁償しなければならないが、その費用も節約できる。

これには後日談がある。1人の女性麻薬Gメンが休暇で母親とパリへ旅行した時のこと。憧れのパリだが、「ルーブル美術館前の広場で子供達に囲まれて、その内の1人に両手でパッと広げた新聞紙で視界をふさがれ、ひるんだ隙に別の子供にポケットの財布を取られた。」とか、「コート姿でブロンド・青い目の可愛い少女が突然目の前に現れ、コートを広げるとスッポンポンなのでびっくりした。その瞬間、そばにいた男の子に財布を持って行かれた。」と言った類の話を聞いたことがある。

私自身も退官後、女房とパリのとあるレストランで食事をした後、よせばいいのにホテルを目指してメトロで帰る途中、下車駅の長いエスカレーターの最上段で2人連れの若い男に財布を入れた尻のポケットを探られ、あわてて振り払って難を逃れたことがある。

現役時代、パリに本部があるOECD（経済開発協力機構）の会議などで出張した際に何度かメトロを使ったことがあったので、幾分の知ったかぶりと倹約のために、タクシーを使わなかったのだ。しかし足の遅い女房連れだったので、他の客に遅れて2人だけでエスカレーターの最後尾に乗っていて、すんでのところで財布やカードを奪われるところだった、と言う次第。

そんなパリでこの麻薬Gメン母娘もご多分に漏れず男に襲われたが、どっこいこちらは逮捕術の心得がある。180センチもあろうかという大男が、ルーブル美術館のピラミッド前広場で150センチそこそこの女性にあっという間に倒されて、警察に突き出されてしまったのだ。男はキツネにつままれたような気分であったに違いない。

ちなみに最近では女性麻薬Gメンの数は、2割を占めるに至ったと聞いている。

第３章　ロード・ローラー事件（福岡にて）

ロード・ローラーとは、道路工事や建設現場で見かける、鉄製の重いローラーで地面を押し固める建設機械で、重さは10トン近いという。

この事件は、２０１２年12月オランダから博多港に着いた商船に積み込まれたロード・ローラーに覚せい剤が隠匿されているという情報に基づいて摘発したもの。口ひげ・顎ひげを蓄えて彫りの深い顔立ちをしたアクションスターさながらの部長率いる20数名の麻薬Ｇメンが、１年以上かけて捜査した成果だ。この部長は海外の麻薬捜査関係者から、敬意をこめて「Mr. Matori」と呼ばれていた。聞けば麻薬Ｇメンになるために薬科大学に入り、薬剤師の資格も持っているという。

違法薬物の密輸事件と言うと、土産物や置物の中に詰め込んだり、スーツケースやトランクを二重底にして忍ばせる手口が税関検査で見つかったり、国際郵便を使ったケースが報じられることが多いが、この事件のように２２０個のビニール袋に入った１１０キロもの覚せい剤が押収されたのは、稀。

この年の全国の捜査機関が押収した覚せい剤の総量が467キロだったと言うから、実にその4分の1に相当する量が一挙に押収されたことになる。またその末端価格は87億円を下らないと言うから、この密輸が阻止できていなかったら、日本中にばらまかれて暴力団などの反社会勢力の一大資金源になったであろうことは、容易に想像がつく。

覚せい剤が隠されていたロード・ローラーの回転部分は、厚さ24ミリの鉄板であったが、急遽集められた外部の作業員が電動カッターで4時間かけて穴を開けてヤクを発見したという。この時の安堵感は如何ばかりか、と想像せざるを得ない。

参考までに、この事件の背景を見ておこう。

まず事件の端緒となった情報源。2011年11月 Mr.Matori にかねてから行き来のあるオーストラリア連邦警察（AFP）から、ベトナムを仕出し地として欧米各国及びオーストラリア向けに覚せい剤を密輸している組織に関する情報がもたらされたのが第一報。田畑を耕す農業用トラクターに覚せい剤を隠す手口だと言う。

日本製の中古のトラクターは耐久性に優れているので海外で高値取引される。そのため、ベトナムの工場で修理の上、第三国に再輸出されている。その商取引ルートに紛れ込ませて、覚せい剤が密輸されていると言うのだ。

翌2012年夏になると、再びAFPから「組織がヨーロッパ経由で博多港に覚せい剤を密輸したようだ。」との情報がMr.Matoriにもたらされ、この輸出元から輸入した実績のある日本企業を調べたところ、案の定オランダからロード・ローラーを輸入していたことが判明した。その後の展開は省略するが、捜査関係者同士の日頃からの信頼関係に基づく情報交換の成果と言えよう。

次に用いられた捜査手法についても見ておきたい。それは泳がせ捜査（コントロールド・デリバリー：CD）と呼ばれる手法で、麻薬新条約（麻薬及び向精神薬の不正取引の防止に関する国際連合条約）の批准に伴う1991年の麻薬特例法によって導入されたもの。欧米では一般的な捜査手法だが、日本にも初めて導入された。

通常の捜査であれば、犯罪事実があれば捜査員はこれを食い止めるべく、直ちに逮捕・押収等の刑事手続きを実施しなければならない。しかし麻薬犯罪の場合は、それでは往々にしてヤクを押さえてその運び屋だけを捕まえるに留まり、背後の組織を取り逃がすことになる。

今回の場合は福岡税関の協力の下、被疑ロード・ローラーをわざと通関させ、組織の人間の手にヤク（実はダミーの氷砂糖）が渡ったところで一網打尽にすることが出来た（なお発見された覚せい剤を氷砂糖とすり替えたのは、万万が一取り逃がしてヤクが市中に出回った時の用心のため）。

ともあれ、以上二つの要素が功を奏した、マトリの真骨頂を示すような事件であった。

後日談を続けると、日本での逮捕の翌日に、その情報に基づいてオーストラリア連邦警察が関係者を逮捕、アメリカDEA（Drug Enforcement Agency，麻薬取締局）、さらにカナダ・ベトナム当局などもこれに続いて、都合8か国での逮捕劇の末、当該国際密輸団は組織が壊滅するに至っている。

正に日本のマトリが主導権を握った多国間捜査協力の初の事例として、その後のマトリの国際捜査活動に各国取締機関が期待を寄せるきっかけになった。

第4章　芸能人・スポーツマンを逮捕せよ?（東京にて）

芸能人やスポーツマンは、人気稼業であるが故に普段から世間の興味を引く様々な情報が伝えられている。ましてや違法薬物使用事件などの犯罪がらみの事件があると、テレビ、週刊誌やスポーツ紙はもとより日刊紙もこぞってそんな記事を掲載する。このような事件の情報が様々な媒体を通じて人の口に上ると、芸能人やスポーツマンの間で違法薬物の使用が頻発していると取られかねない。またそれがマトリの仕事だと報じられると、あたかも麻薬Gメンが彼らを狙い撃ちしていると思い込む人も少なからずいる。

しかし薬物乱用が芸能人・スポーツマンに特に多いということはなく、むしろどこにでもいるような会社員・学生・主婦の間でも蔓延しているのが実態であり、後者のケースは報道されなかったり、扱いが小さかったりなどの理由で目立たないだけだ。

芸能人と言えば、１９８０年の成田空港においてアメリカから来日したポール・マッカートニーが大麻所持で逮捕された事件が思い出される。この当時厚生省大臣官房国際課にいた私は、ＧＨＱ

来日以来対外交渉に携わる語学専門家、WHO（世界保健機関）勤務を目指す医師ともに働いていたが、外国語の電話が入ると交換手は自動的にこの三人のうちの誰かに電話を回していた。

ある日受話器を取ると、電話の向こうで若い女性がいきなり英語で「ポールちゃんを釈放して！」と叫んでいる。あのビートルズの一員ポール・マッカートニー！しかもアメリカは、日本では考えられないほど大麻に寛容ときている。それを厚生省傘下のマトリが捕まえたという情報が、世界中を駆け巡ったからだろう。

この頃の国際電話にしては音声がきわめてクリアで雑音がなかったので、てっきり在日アメリカ人かと思いつつ、どこから電話をしているのか聞いてみると「From New York」との答え。たまたまこの日の朝刊で彼が送検された記事を読んでいたので、汗を拭き拭き「彼は既に厚生省マトリの手を離れ、検察庁に送られた」と逃げ口上を伝えたが、Prosecutor's Office（検察庁）という英単語を知っていたのが幸いした。そして今頃になってあの女性、もしかしたらジョン・レノンの妻のオノ・ヨーコだったかも知れないなどと夢想している。

また環境庁に出向してイタイイタイ病の原因とされるカドミウムやＰＣＢなどの環境化学物質問題を担当していた頃、某有名女優の子弟が覚せい剤の使用容疑で逮捕される事件があったと記憶している。

その一か月前、前職・麻薬課長補佐時代に厚生省に出入りしていた日刊紙の記者が、知人のこと

で相談事があると、環境庁の入っている合同庁舎を訪ねてきた。てっきり環境汚染の問題かと思いきや、記者氏曰く

「知人の子供の遊び仲間に芸能人の子弟が居る。時々都内の豪邸に誘われて一緒に遊んでいるらしいが、最近何か様子がおかしい。親は薬物乱用に誘われているのではないかと心配している。何とかならないか。」親の勘で何か思い当たる節があったのかもしれないが、定かではない。

私の場合、ポストが変わると前の仕事のことはあっという間にすっかり忘れてしまうが、万が一にも犯罪事実が潜んでいるかも知れないこのようなケースは、公務員として放置する訳にいかない。

早速、後任の麻薬課長補佐に事の次第を伝えたところ、しばらくしてその芸能人の子弟が麻薬Gメンに逮捕されたことがテレビや新聞で一斉に報じられた。ことによると、私の提供した情報が端緒となっての事件だったのかも知れない。

後に麻薬課長に着任すると、ある日厚生省記者クラブ詰めの日刊紙記者から、「麻薬Gメンは芸能人やスポーツマンばかりを狙い撃ちにして、海外から密輸入される覚せい剤事犯をなおざりにしている」との指摘を受けた。芸能人やスポーツマンの薬物乱用があれだけテレビや新聞・週刊誌で報じられるのだから、そう思う人が居ても仕方がない。

しかし考えても見て欲しい。麻薬Gメンには内外から違法薬物の取引や乱用に関する情報が次々

ともたらされて、その処理に日々追われている。中には前述のように薬物乱用者の親族やその友人・知人が、手に負えなくなって駆け込んでくるケースもある。

どれ1つとして放置出来るものはないから1つ1つ処理する他はなく、そもそも、何の情報もなしに芸能人やスポーツマンを狙い撃ちして追っかけている暇はない。「火のないところに煙は立たない」というが、煙が立っているとの情報があるから、それを頼りに火元を探しに行くのだ。

また、捜査を継続している方から言うと、報道があった事件を端緒に引き続き入手ルートの解明をして背後の組織にたどり着く、いわゆる突き上げ捜査を実施して、組織を壊滅出来れば、それこそがマトリの目指すところだ。しかしそんな情報は読者にとってそれ程の関心事でもないから、比較的地味な報道のされ方をする。

そもそも、マトリの検挙件数が特に芸能人やスポーツマンに多いという事実はない。むしろマトリは海外から入ってくる麻薬や覚せい剤、大麻、危険ドラッグを阻止した歴史の連続であり、薬物取引に手を染める反社会勢力との闘いの連続であった。このことは戦後歴代の麻薬Gメンに語り継がれた話からも明らかであり、かつ彼らの矜持でもある。

やんわり受け流すことが出来ない私は、ご指摘の記者氏にマトリの名誉をかけて強く否定の言葉を伝えたところ、同氏が省内各課を巡って山本課長の悪い噂を集めまくっている、との情報を後日耳にした。省内のワケ知りによると、そんな場合、何か悪いネタを掴んだら狙い撃ちにすると言うストーリーだという。しかし幸いにしてその後、私は事なきを得て麻薬課長を卒業し、退官することが出来た。そういえばあとで知ったことだが、後輩諸氏は私のことをユニークな頑固者と捉えていたようだ。

ところでこの手のスポーツ・芸能ネタをもっと詳しく！と期待して頂いている向きには申し訳ないが、これ以上お話する訳にはいかない。というのはご存じ国家公務員の場合、守秘義務と言う決まりがあって、退職した後も国家公務員法が適用されるので、うっかりしゃべると処罰の対象となる可能性がある。

そんな訳で国家公務員やそのＯＢの間で、「この話は墓場まで持って行く」という言い回しがある。従って話の続きを期待して頂いた方には、私の没後あの世でいくらでもお話して差し上げたいと考えているので、ご希望の方は冥土でお目にかかった際に「どうする麻薬問題を読んだ」とお声かけください。

第5章　囮捜査と見せ金（名古屋にて）

マトリの真骨頂として、もう一つ記憶に残っている事件がある。

地方部局を次々訪ねて麻薬Gメン諸氏の活動振りや困りごとの把握に努めていた頃、東海北陸地区を担当する所長（現在は部長）から、名古屋市内におけるイラン人の乱用薬物密売組織を根絶やしにするため、全国の麻薬Gメンを結集した特別捜査本部を設置したいとの提案があった。この密売団は、ヘロイン、コカイン、覚せい剤、大麻、その他合成麻薬など何でも取り扱う、いわば乱用薬物のデパートのごとき様相を呈していたという。多剤併用の傾向は、この頃から始まったとも言われている（この頃のイラン人の薬物に関する行状は、瀬戸晴海著、「マトリ―厚労省麻薬取締官―」新潮社に詳しい）。

早速話を聞くために名古屋市に出かけ、所長の案内で昼間市内中区の緑豊かなセントラルパークの中にある久屋大通に面したテレビ塔のすぐ下に着くと、栄地区周辺のビジネスマンや買い物客が大勢通りを行き交うばかりで、どこから見ても怪しい雰囲気は何もない。しいて言えば、密売という怪しい取引で客と売人が会うには、このテレビ塔が格好の目印なのか、と言ったところ。

本当にこんな所でイラン人がヤクを売っているのかしら、としか思えなかったが、名古屋城近くの合同庁舎の麻薬取締官事務所に戻って、道路脇ビルの2階から撮影した動向監視のビデオを見せてもらうと、夜自転車でやってきた密売人と思しき人影が、生垣の陰にヤクを忍ばせる様子や買いに来た客とのやり取りが確認できた。

こんな売買関係者をその場で捕まえることはそんなに難しくもないが、背後に横たわる組織を壊滅させないことには、マトリがその役割を果たしたことにならない。それには囮捜査が必要であるし、相手を信用させるための見せ金も用意しなければならない。

そのような捜査手法は厚生大臣の認可の下に行われ、実務上麻薬課長がその可否を決裁することになっている。麻薬Gメンは、組織上現在では厚生労働省地方厚生局の麻薬部に在籍していて、人件費やその他の諸経費は本省が確保している。

そして必要な経費は、省内で検討の上毎年8月末に他の予算とともに省単位で取りまとめられ、財務省との折衝の末、年末に政府案が出来上がる。そして翌年の通常国会で承認されると言う手順を経て、4月から新年度予算として執行される。私の麻薬課長時代も、そのような予算書の中に「見せ金」という数字が確かにあった。

そもそも囮捜査は、アメリカでは売春婦の摘発と並んで麻薬の取引を対象とした捜査手法として認められているが、犯罪を誘発しかねないとして裁判上も議論が多い。一方日本では麻薬Gメンの麻薬捜査だけに認められた、言わば伝家の宝刀である。

この伝家の宝刀を抜くには、それまでの地道な情報収集活動が必要で、「エス」と呼ばれる情報提供者との普段からの接触が何よりも重要である。このため、服装や言動も情報提供者と同化して、それなりのものとなっていく。


それにつけても思い出すのは係員だった頃、厚生省で年1回開催される麻薬Gメン所長会議の時のこと。会議が終わったあと本省職員を交えた懇親会が開かれ、私は3人の所長をそれぞれのホテルに送り届けることを命じられた。タクシーの後部座席に腰を掛けたダブルの背広姿の3人は、会議からの解放感からか、酒が入ったせいか、「○○○組の×××は・・・」、「△△△組の□□□は・・・」と暴力団関係の最新情報の交換に留まるところを知らない。

助手席の私には、ハンドルを握る運転手が目に見えて緊張感を増しいくことが見て取れた。おそらく手のひらには汗がいっぱい出てきて止まらなかったのではないか。しかし、なぜそんな話をしているか説明する訳にはいかない。そのうち、何かの拍子に3人の背広の裏地に話が及び、1人がパッと広げて見せたので赤と黒の龍の図柄であることが判明。残りの2人も言わずもがな・・・。

1人ずつ各々のホテルに送り届けて、最後に田園都市線に乗るべく渋谷駅前で下車し、3千いくらかのタクシー代を払おうとすると、運転手はうつむき加減に手を激しく振って受け取らない。余程怖かったのか、あるいはよくあるケースに出くわしたのか、定かではなかったが、少なくとも私にとって人生初の薩摩守（忠度《ただのり》）事件であった。

さらに思い出すのは、各マトリ事務所を訪問して問題点や困りごとの把握に努めていた課長時代。旭化成の宮崎輝の本で現場における問題点の把握が組織管理上大切と知って、全国の若い麻薬Gメンに次々話を聞いて歩いていた頃のこと。

ある時広島の取締官事務所で若手麻薬Gメンから、「課長、私は最近パチンコ屋で店員からおめでとうと声をかけられて、困ってしまいました」と聞かされた。つい「何それ？」と応じたくなったが、これは正に門外漢の応対。

この麻薬Gメン、普段エス（情報提供者）との待ち合わせに、このパチンコ店を使っている。この日はたまたま広島県庁に行政書類を届ける用事があり、時間調節のために立ち寄ったが、普段のチンピラ姿と違ってスーツ姿だったので、就職がようやく決まったと顔馴染の店員が思い込んだという次第。

それはさておき獅子身中の虫と言わないまでも、ヤクの取引を装って組織に食い込み、これを潰してしまう囮捜査・潜入捜査は、切れ味は鋭いが危険極まりないマトリ特有の捜査手法である。このため麻薬Gメンの先輩はこれの出来ない後輩を一人前扱いしないし、その場その場で機転を利かさないと身に危険が及ぶことは言うまでもない。

ところで警察官に認められていて麻薬Gメンには認められていない権限もある。それは例えば職務質問権限で、警察官の場合、周囲の事情から合理的に判断して何らかの犯罪に関わっている者や、犯そうとしていると疑うに足る理由がある者などを停止させて質問することが出来る。しかし麻薬Gメンにはそれが認められていないから、あくまであらかじめ入手した情報を頼りに捜査を進めるしかない。

話を名古屋に戻そう。ともあれこのイラン人による密売事件は２０００年12月に組織を壊滅に追い込んで終了し、私の退官直前に、所長以下関係者が人事院総裁賞を受賞の上、平成の天皇（執筆時は上皇、以下同じ）から労いのお言葉を賜る栄誉に浴している。

ちなみに最近では、第3章で述べたロード・ローラー事件の関係者も同じ栄誉に浴している。「本来業務なんだから・・・」などと言う人も居るには居たが、私は彼らの並々ならぬ苦労を知るだけに、日本国民の心の代表者からお言葉を頂いた人達の報われた心はいかばかりかと、感激のおこぼれを頂戴した気分になった。

ここで「日本国民の心の代表者」と言う自前の天皇象徴論を語るには、訳がある。中学時代、施行10年後の日本国憲法を学習し、「天皇が国民の統合の象徴」であると習ったが、実は意味がよく分からなかった記憶がある。最近私はこれを「日本国民の心の代表者」と勝手に言い換えて納得できるようになったものだ。

かつて平成の天皇が即位される以前の教育担当参与であった小泉信三氏は、福沢諭吉の著書「帝室論」をテキストにして象徴天皇の在り方を論じ、「日本民心融和の中心」であるべきとして、「人々の心をまとめ上げる」ことを求め、平成の天皇がこの言葉を大切にされた、と伝えられているからである。理系的表現をお許しいただければ、平成の天皇の言動に接するにつけ、正に日本国民の心のベクトルの総和、と感じられたのである。

ちなみに第3章で述べたロード・ローラー事件では、危険ドラッグの事件が相次いだ頃だったと言うこともあって、Mr.Matori は平成の天皇からその事態を憂慮される旨のお言葉を賜ったと聞いている。日本国民の心の代表者のこのようなお言葉に接し、さらに頑張ろうと心を引き締めたことは言うまでもない。

第６章　あわやマトリは？

そんなマトリではあるが、警察官30万人弱、税関職員1万人弱と比べていかにも小さくかつ特殊な厚生労働省の組織であり、検挙件数の面から見ても無論比較にならない。そんなことから、行政組織が見直される過程で「あわや」と言う場面が無かった訳ではない。

世に「親方日の丸」と言う言葉がある。この言葉は一般に、国の保護または支配のもとに特権を与えられた特殊会社などを指すが、国家公務員全体を指す場合もある。

確かに自分の職歴の中で、国家公務員時代は役所がつぶれることを心配したことは一度もなかったと記憶している。令和の御世になって国の予算は年間１００兆円を超えてしまったが、昭和・平成の時代に国の予算のほんの一部を執行する立場にあって、赤字という言葉が頭をよぎったことは一度もない。一方民間の会社や団体は、経営に失敗してアッと言う間に姿を消した事例が枚挙にいとまがない。

ところが行政の分野でも、実は行政改革の名のもとに役目を終えた中央官庁の組織や事業が姿を消すことがある。そんな時期に遭遇すると、改めてその組織や事業の存立意義を問い直すことになる。一見大した変化のないように見える中央官庁であるが、少し長いスパンで観察すると、実は幾度となく新陳代謝を繰り返していることが見て取れる。

私の場合、1997年7月麻薬課長に着任するや、麻薬取締員―のために国が支出しているお金を止めてしまえ、と言う議論に巻き込まれてしまった。麻薬取締員と言うのは、麻薬取締官―（麻薬Gメン）と同じような職務権限を持つ特別司法取締職員で、各都道府県知事の下に置かれている点が麻薬Gメンと異なっている。

当時は地方分権推進の大合唱の時代で、国費でこのような地方吏員を置くことに疑問が投げかけられたのだ。私は「県内のある病院に、例えばヘロインや覚せい剤中毒の患者が入院したとする。ヘロインや覚せい剤は国内では作られていないから、このような薬物又はその中毒患者が国境を突破したことは明らかであり、一地方で見られた事例であっても、国の責任において対策を講じなければならない」と言う論法で、麻薬取締員の制度を維持することが出来た。

やれやれと一息ついていたところ、翌8月になると今度は行政改革会議の場で、当時の麻薬取締官事務所（マトリ）と警察の一体化を視野に入れた議論が始まった。マトリは30万人近い職員を擁する警察と比べて小さい組織で中途半端だし、警察がマトリを吸収して国際事犯の対応力を強化すべき、と言う意見が寄せられたのだ。またほとんどの薬物密売に暴力団が関与しており、暴力団情報をほぼ独占的に持つ警察に任せた方がよいという意見もあったようだ。

当時は橋本龍太郎総理大臣の主導の下、政治・財政・行政・金融・社会保障・教育の六本柱の改革の大波が押し寄せていた。私は何をどうすれば良いのか先が見えない状態に陥ったが、同じような論法で警察への合同を示唆された海上保安庁との連携を呼びかける等、八方駆けずり回わらざるを得なかった。

当時の厚生事務次官はかつての上司でもあり、泣き言を聞いてもらいに部屋を訪ねたところ「せっかく麻薬行政がうまくいっているのになあ・・・」と声をかけてくれた。傍目には、「これでマトリをつぶした最後の麻薬課長として名を残すことになるのか」とうつろな目をしていたに違いない（ちなみにこの事務次官、あろうことか退官後しばらくして、浦和の自宅玄関先で「犬の仇」とやらで奥様と一緒に殺害された。このことについては、今も悲憤慷慨している）。

万事休す！と観念する場面もあったが、行政改革会議の最終段階で、厚生大臣の経験もある橋本総理が「マトリは、小さいがキラリと光る組織」と紹介され、最終的には引き続き厚生大臣（当時）の直接指揮のもとに置かれることになった。

Gメンと言えば、かつてアメリカの禁酒法時代のシカゴを舞台に、財務省直属のエリオット・ネス率いる捜査官チーム「アンタッチャブル」がギャングのボスのアル・カポネと戦う日々を描いた実録映画が思い出されるが、そのような印象が多くの人の間で出来上がっていたのだろうか。

麻薬Gメンも厚生労働省の職員であり、人事異動の紙切れ一枚で沖縄から北海道に異動してもらうことが避けられない。同じ地区での勤務が少し長くなると、組織の者に面が割れて捜査活動に支障を来すし、第一危険の度合いも高まる。現に戦後のヘロイン事犯が多発した時期には、麻薬Gメンの顔写真がその筋の人達の間で高値取引されていた事実があった。

そういえば医薬品の製造販売業者に関する行政を担当していた頃のこと。地方分権推進の議論の過程で、このような業者の医薬品製造・販売に関する業務停止などの行政処分権限を、国から都道府県に渡すべきとの意見が巻き起こったことがあった。

そこで都道府県の関係職員に意見を求めたところ、地方行政機関の権限が大きくなるので役人の常として賛成との弁が聞かれると思いきや、「業者は知事の有力な支援者であることが多いので、知事の指揮下で働く自分達にはとても行政処分を上申できない。引き続き、しがらみのない国が処分するべき。」と聞かされたことがあった。地方分権の推進とは言うものの、国と地方の関係には、そんな側面もあると言わざるを得ない。

第7章　GHQの置き土産

こんなマトリは戦前には無かった組織で、日本が無条件降伏した翌月の1945年9月、大きなサングラスに軍服・コーンパイプ姿で厚木基地に降り立った、米国ダグラス・マッカーサー元帥率いる連合国軍最高司令官総司令部（GHQ）の指導によるもの。翌1946年に麻薬統制官の名で都道府県庁に置かれ、1948年になると麻薬取締官と改称の上、厚生大臣の直接指揮の下で活動するために設置されている。

GHQの指導以前の日本の麻薬事情がどのようなものであったのか、またそれについてGHQがどのように考えたのかは、マッカーサーの部下のF．サムス准将（医師）が、その回想録「DDT革命」に詳しく記述している。サムス氏は占領期の6年間、麻薬行政を含む医療・福祉政策を担当する公衆衛生福祉局長であった。

「DDT革命」によると、サムス氏が見た戦前の日本の麻薬事情の要点は、以下のとおりである。

・第二次大戦終結まで、日本では麻薬取締は行われていなかった。

（著者注：これはサムス氏の事実誤認である。後述）

・およそ20万人の農民が、副作物としてケシを栽培していた。農民たちの栽培したケシは、専売公社によって買い上げられていた。

・ケシは加工処理されて、内地の日本人のみでなく、1931年に日本が占領した満州（中国東北部）にも分配された。後に、これは中国本土からマレーシア、シンガポールにも分配された。

・コカの葉は琉球から輸入された。琉球には戦争で破壊された広大なコカ園がみられた。

・日本人が麻薬を使ってきたこと、日本が占領した地域で麻薬の使用を奨励してきたことは、非難されるべきであった。

・満州、中国本土及びアジア人の間での阿片吸煙は、いく年にもわたって続いてきた普通の習慣であった。

・阿片中毒に罹らせたり、あるいは、阿片製造を奨励することによって、広範な人々を支配することが可能であった。

・日本人は麻薬治療センターの名の下に、これらの全地域に麻薬分配センターを設置したが、これは実際には麻薬中毒の拡大を奨励することになった。

・かつて国際連盟の一員であった日本政府は、監督機関による麻薬の製造制限に関する条項に署名していた。日本政府がこの国際機関に提出した文書によれば、日本政府はヘロイン生産量を実際の生産量のわずか六分の一しか報告していなかった。

・日本人の報告によれば、日本では麻薬が取り締まられておらず、人々は1ポンドもの大量の阿片を、どこでも自由に、かつ合法的に入手することが出来た。それにもかかわらず、日本人の間では、麻薬中毒患者の存在は問題になっていなかったと報告されている。

・われわれ（著者注：GHQを指している）は直ちに、日本政府に対して麻薬の種子を蒔いたり、それを栽培したり、麻薬を製造・輸出したりすることを禁止するよう命令した。また、麻薬の加工処理と分配に関する厳格な全国的取締り体制の確立を命令した。

サムス氏のこのような指摘に対し、歴史学者の倉橋正直はその著書「日本の阿片王―二反長音蔵とその時代」の中で、日本における戦前のケシ栽培の状況について、以下のような調査結果を明らかにしている。

・日本は日清戦争で領有した台湾で、1897年に阿片専売制を敷いた。当初はそれに必要な原料阿片を外国から輸入していた。

・大阪府三島郡福井村（現在の茨木市）の辺りは、江戸時代からケシが栽培されていたが、ここで生まれ育った二反長音蔵が、国内で自給できれば貴重な外貨の流出を防ぎ、国家財政を助けることが出来ると考えた。

・音蔵は台湾総督府・内務大臣・農商務大臣にその旨の建白書を提出し、後に台湾総督府民政長官になった後藤新平（医師、満鉄初代総裁、逓信・内務・外務大臣、東京市長など歴任）がこれを取り上げた。

・1914年頃から三島郡を中心に、ケシ栽培が本格的に拡大した。

・1921年度の府県別統計では、大阪府の栽培人員3492名、栽培面積5146反で、岡山、和歌山がこれに続いている。

このようなサムス氏と倉橋の指摘はともあれ、GHQは戦前の日本には麻薬の取締は無いに等しい状況であったと認識し、サムス氏にそれを是正する任務を与えたのだ。そしてサムス氏はその経緯を次のように述べている。

「アメリカでは連邦段階の麻薬取締は、国税徴収と言う立場から財務省によって行われている。合衆国麻薬委員会委員長H．J．アンスリンガー氏の意見によれば、麻薬を合法的に使えるのは、基本的に医療活動においてであるから、日本でも麻薬の取締りは公衆衛生福祉局の所管とすべきと言うことであった。そこでこの仕事は私（著者注：サムス氏を指す）の所管となった。」（傍線は筆者）

この一言で、麻薬取締りに関する行政は、戦後厚生省の所管となったのである。発言の主アンスリンガー氏は、1930年に財務省に設置された合衆国連邦麻薬取締局の初代長官として32年間麻薬の取り締まりに力を注ぎ、退官後は2年間国連麻薬委員会のアメリカ代表として、この分野における主導的役割を果たした人物であった。記録によると、長官就任前に日本を訪れたこともあり、日本にご縁があったようだ。

財務官僚であるアンスリンガー氏が日本の麻薬取締行政を厚生省の下に置くべきだと発言した背景をもっと知りたいところだが、最早ご本人に聞く訳にはいかない。しかしその後の日本の麻薬行政の根幹に関わる一言だけに、様々な資料からその真意を探りつつ、さらに稿を進めることにしよう。

一口メモ

「スマートホン」の略語は「スマホ」。では携帯電話は、なぜ「ケイデン」と言わずに「ケータイ」と言うのか？「そんなことも知らずにボーっと生きてんじゃねえよ！」とは言わないが、初めて「ケータイ」という音を聞いた時、何を携帯するのか分からないこの語をにわかに理解できなかったが、それは私だけではなかっただろう。動名詞がゴロンと出てきて納まりの悪い日本語だと感じたが、あっという間に定着してしまった。

その答えは、「携帯電話以前にケイデンがあったから―」。漢字で書くと分かり易い。世に警察電話と言うものがあって、これをその筋では「ケイデン：警電」と呼んでいたのだ。警察電話は一般の電話回線とは別に、警察庁から全国の都道府県警察本部はもとより、警察署・交番・駐在所に至る、全ての警察機関やその他の関係機関を結ぶ専用通信回線として運用されている。

この回線のお蔭で国内に何らかの不測の事態が発生して治安上の問題が起きたとしても、警察の連絡網には何の心配もないという訳だ。

実例を示すと分かり易い。１９９５年1月17日早朝、阪神大震災が発生したとき、首相官邸は情報収集に努め、当時の国土庁に非常災害対策本部を立ち上げたが、普通の電話はもとより兵庫県庁の防災無線もつながらず、警察電話で兵庫県警から警察庁を経由してようやく官邸に情報が伝わったことがあった。

第二部

法律はみんなの願い

第8章　麻薬取締法―アンスリンガーの疑問

１９４５年（昭和20年）、この年の3月と7月に母と父の実家のあった神戸と姫路が空襲を受け家族と逃げ惑ったと聞かされている。丁度その間に生まれた私は、今でも8月15日を敗戦記念日と呼んでいる。終戦記念日など負け惜しみも良いところで、軍部の生き残りの仕業ではないかと勘繰っている。

しかし戦争に負けたお陰で、農地改革、財閥解体、婦人参政権、労働組合法など、負けていなければ到底実現しそうもなかった社会改革が矢継ぎ早やに実現し、ＧＨＱの狙い通りアメリカ風の民主主義的体制の基本骨格が整ったと言える。

あの時代、日本人だけの議論であれば多くの利害関係者の意見がまとまらず、あのような社会改革が果たして実現したかどうか、難しいところだ。そういう意味では誠に有り難い押し付けであったし、世界が目を見張るその後の日本の繁栄ぶりを一言で表現すれば、正に「負けるが勝ち」と言えよう。

そのようなＧＨＱの支配下で、前年に施行された日本国憲法下の法整備の一環として、麻薬取締法が成立し（１９４８年）、麻薬を取り締まる部局が厚生省に置かれた。それにはＧＨＱサムス准将の強い意向が働いたことは、前章で触れた。

そしてその背景には、アメリカ連邦麻薬取締局長官を30年以上勤めたアンスリンガー氏のアドバイスがあり、具体的にはＧＨＱのサムス氏の部下で、アンスリンガー氏の元部下のＷ．Ｌ．スピアー氏が法律の原案を厚生省に提供したと伝えられている。

このスピアー氏はその後の麻薬行政全般について種々具体的な指導・アドバイスをした。厚生省内でその当時を知る人によると、ともかく厳しく、かつ恐ろしい人だったようだ。

ともあれこの法律により、サムス氏の狙い通り以下の事項が禁止されることになった。

・ケシ等の麻薬原料植物の栽培
・麻薬の輸出
・ヘロインの輸入、製造、譲渡・譲受、所持、施用（著者注：医療上患者に使うこと）
・麻薬中毒のため公安を乱すこと（著者注：言い換えれば麻薬中毒者になること）

それと同時に医療に用いられる麻薬について、厚生大臣の免許制の下に置いた取扱業者に記帳義務を課して麻薬の所在・移動の責任を明確化する等、厳格な規制が始まった。

と言うのも、麻薬が沢山あるところと言えば病院・薬局・製薬会社・医薬品卸等であり、正規ルートから流出した麻薬が中毒患者の手に渡ったり、極めて稀ではあるが、医療関係者の麻薬中毒事例や医療が原因で患者が麻薬中毒になったりする事例があるからだ。

もし麻薬が世に害毒を垂れ流し、ヒトを中毒に追い込んで人生を破滅に追いやるだけのモノであれば、麻薬に関わる全ての事項を禁止とすれば事足りる。しかし、例えば強力な鎮痛剤のモルヒネなどの麻薬や風邪薬の中に含まれる咳止め成分などの一定量以下の麻薬は、医療において欠くことの出来ない役割を果たしている。

この規制を一言で言えば、麻薬が輸入又は製造されて、各流通段階を経て患者の手元に届くまで、厚生省が一元的に管理する仕組みが整えられたのである。

なおこの法律では、麻薬の定義として以下のモノを挙げている。

・あへんやコカの葉
・これらから抽出されるモルヒネのようなモノ
・コデインのような化学変化を加えられたモノ
・これらと同レベルの乱用による害毒作用を持つ化学合成品で厚生大臣が指定するモノ等

さらにこの法律は2年後の改正（１９５０年）で、いわゆる麻薬Gメン（麻薬取締官）という官職を厚生大臣の下に新たに設けて全国９地区の麻薬取締官事務所に配置するとともに、囮捜査権、拳銃の携帯などを許可した。これが現在のマトリ（厚生労働省地方厚生局麻薬部）の原型であり、医療や社会福祉を担当する厚生省の中にあって、極めて異色の取締組織である。

ここで、この麻薬取締法の手本となった米国の１９１４年ハリソン麻薬統制法の成立の過程を、参考までに見ておきたい。ハリソン法の出来る3年前の１９１１年、オランダのハーグでアメリカ主導による国際アヘン会議が開催され、あへん・ヘロイン・モルヒネ・コカインなどの規制に関する初の国際条約（ハーグ条約）に日米英など13か国が調印している。

その後調印した各国の国内法整備が進む中、言い出しっぺのアメリカでは国内法の整備がなかなか進まなかったが、１９１４年になってようやく、

① アヘンなどの取り締まり対象物質を輸入・流通させる者は連邦政府に登録し、税を払う、

② 医師は麻薬を誠実かつ適正に処方する、

ことを骨子とするハリソン麻薬統制法が成立している。

ところでこの法律は、分類上税法に相当するので財務省の所管となったとされている。言ってみれば麻薬問題の把握や対処の仕方が「公衆衛生」の世界ではなく「税徴収」の世界に置かれた、と理解することが出来る。

日本で言えば、財務省が麻薬取引を管轄し、麻薬取引業者から税金を徴収すると言うようなもので、このような国はカナダの他にもいくつかあるようだが、各州にそれぞれの規制があるにせよ、

何とも違和感があると言う他はない。

前述のアンスリンガー氏が初代財務省麻薬取締局長に就任するのは、この法律成立およそ15年後であり、さらにその15年後にＧＨＱのサムス氏に意見を求められて「日本の麻薬取締は、厚生行政で」とアドバイスしたのは、財務省による麻薬規制に疑問を持ち続けた結果ではなかったか、と考えられる。

そもそもアメリカの麻薬問題は、古くから大陸横断鉄道の建設のために働いた中国人によるアヘン、綿花栽培のためのアフリカ系移民によるコカイン、そして境を接するメキシコ人による大麻問題などが存在したと伝えられている。加えてこれらの人々が白人の雇用を奪ったとされる問題とも相まって、深刻な社会・経済問題を呈していた。

２０１８年の時点でアメリカのトランプ大統領が、メキシコとの国境に壁を作らなければ、違法薬物と移民・難民問題を解消できないと国民に呼びかけ、また同年の国連総会においても異例の麻薬撲滅宣言を行っていたが、そんな映像を見るにつけ、アメリカでは古くからの麻薬問題を依然として解決できず、むしろさらに深刻な状態になっている、とすら言いたくもなる。

翻って日本の法制について考えてみると、敗戦直後麻薬関係の法律をこのような形にすることが、果たして政府提案すなわち官僚の知恵でなし得たか、大いに疑問である。そのような意味で、麻薬対策に関する「反面教師国」のアンスリンガー氏による「日本の麻薬取締行政は公衆衛生行政の一環で」という提言に、麻薬行政を経験した者の1人として最大限の敬意と謝意を表明したい。

なおこの麻薬取締法は、1988年の麻薬及び向精神薬の不正取引に関する国際連合条約批准に伴って「麻薬及び向精神薬取締法」と改められた（1990年）が、その基本骨格は変わらない形で現在に至っている。

第9章　大麻取締法―アンスリンガーの願い

現在大麻を医療に用いている国は少なくないが、日本では使われていない。しかし日本でも戦前医療に用いられた形跡がある。

大麻の医療上の使用に関する歴史を紐解くと、1861年フランスのグリモール氏が、印度大麻を煙草状にして煙草のように吸うことによって喘息に効果が発揮されると報告して以来、欧米各国で用いられるようになったと伝えられている。

この潮流に乗っかったのか、日本でも明治中期に「喘息煙草」として内務省から売薬の販売が許されている。また印度大麻が、日本の主な医薬品の規格基準書である日本薬局方の初版（1886年）から第5版（1932年）まで収載されていたことからすると、この時代医療用、一般用共に結構使われていたことが伺える。

そんな歴史を一刀両断で断ち切ったのが1948年の大麻取締法である。この法律は、前述の麻薬取締法と同期の桜であり、GHQの影響下で成立している。当時のアメリカでは大麻吸引による弊害が顕著であったことから、ＧＨＱは日本に厳しい規制をするべく立法化を求めたが、これに対し大麻の栽培で副収入を得ていた小作農からの猛烈な反対があったという。

いずれにしてもこの大麻取締法の成立により、麻薬取締法の規制対象とされているモルヒネ・コカインなどの麻薬類が医療に用いられることがあるのに反し、大麻は最早医療に用いられることがなくなり、繊維や漁網・ロープの原料など、医療以外の目的でのみに用いられるようになり、その後何度か医療用に用いる研究や提言がなされて、今日に至っている。

なお大麻取締り法制定時の審議過程を記録した国会議事録には、「大麻は従来麻薬として取り締まってきたものが、大麻草の栽培は農業従事者であり、麻薬取締の対象たる医師・歯科医師・薬剤師とは職業分野が著しく異なるため、別個の法律を提案することになった。」と記されている。

一般に諸外国の乱用薬物規制法を比較すると、乱用薬物がもたらす公衆衛生上の問題の程度によって規制に強弱をつけてグループ化し、法律の別表に収載する方式を採用している国が多い。一見このような規制物質法はよく整理されていて、見た目もすっきりしている様に見える。

一方日本のように麻薬・向精神薬、大麻、覚せい剤、アヘン、と別個の法律を持っている国は少なく、かつ煩雑だから法律を一本化したらどうだと言う専門家の意見もある。

しかし、各法律制定時のそれぞれの経緯や乱用薬物がヒトの健康に及ぼす影響とその対策は様々である。しかも「麻薬取締法違反」、「大麻取締法違反」、「覚せい剤取締法違反」などと言う活字がテレビや新聞に出ることによる、一般市民への啓発効果も捨てがたい、とする意見もある。このようなことから、日本では乱用薬物を一括して取り締まる法律ではなく、面倒でも従来からのこの規制方式が続くものと思われる。

ところで日本の麻薬行政を厚生行政の一部とすることを提案したアンスリンガー氏は、アメリカではとても熱心な大麻撲滅論者であった、と伝えられている。アンスリンガー氏が麻薬取締りに関わる以前のアメリカはと言うと、１８６０年にニューヨーク州で初の大麻取締りが始まって以来、１９１０年代から１９２０年代にかけて多くの州がこれに続いたと言う。

従来禁酒法の制定に熱心であったアンスリンガー氏は、１９３０年頃まで大麻規制に後ろ向きであったが１９３６年から大麻乱用防止に取り組み始め、ラジオで大々的なキャンペーンを実施するとともに、１９３７年に議会に対して連邦レベルでの規制を提案している。

しかし各方面からの反論もあり、人種問題とも絡めた非難にもぶつかって、アンスリンガー氏の連邦レベルでの大麻規制に関する提案は、実現しないままに今日に至っている。

そんなアンスリンガー氏の願いが、日本では新憲法制定直後と言う、法制度全面見直しの千載一遇のチャンスに実現したと言えよう。出来ることならこのことを同氏の子孫やアメリカ国民に報告して、我々の感謝の意を表明したいところだ。

第10章　覚せい剤取締法
―日本生まれの薬物乱用？

誠に遺憾ながら、今日乱用薬物の最大の問題が覚せい剤と言うのは、日本の特有の現象である。従って、どうやら覚せい剤取締法は日本固有の法律であり、調べた限りでは覚せい剤乱用に特化した取締法を持つ国は、日本以外になさそうだ。

昭和の終わりの頃のいわゆる第二次覚せい剤乱用期に、覚せい剤取締法違反者が刑務所で服役する全服役者の半数を超えたことがあった。このため、これを所管する法務省から厚生省に対して、どうにかするように申し入れがあったとも聞く。刑務所と言うと一般的イメージは、窃盗、殺人、傷害、詐欺などの罪を犯した者が服役する施設のはずだ。

なぜそんなことになってしまったのか？実は覚せい剤は、戦前の日本で「ヒロポン」と言う販売名で売られる大衆薬で、疲労・倦怠感を除き、眠気を吹き飛ばす目的で販売されていた。また軍部では、長距離飛行を行う航空兵などに支給されていたらしい。ちなみに当時の同盟国ドイツの軍部でも、電撃戦に臨む兵士やフランスとの国境で夜間に塹壕を掘る兵士に与えていたという。

疲労がポンと取れるからヒロポンと言うのは俗説で、「ヒロ」はギリシャ語の「フィロソフィー」の「フィロ」すなわち「好む」と「労働」を意味する「ポン」で、「労働を好む」からきている。

そういえば初めて麻薬課に着任した頃、隣の席の女性事務官から、「終戦後、まだご禁制品になる前に大衆薬として市販されていたヒロポンを服用したところ、周りの人の仕事を手伝って全部片付けてあげてたくなった」という体験談を聞いたことがある。またヒロポン使用後、むやみに近所のどぶを掃除して回った人が居た、という話も聞いた。

戦後、帝国陸・海軍の備蓄品が闇市場に出回ると同時に、ヒロポンの名で市販されていたこともあって、精神を高揚させる薬品として戦後の混乱期に使用された、とされている。また、それには酒・タバコなどの嗜好品が欠乏していたという社会情勢が背景にあったとも言われている。当時、司法試験などの勉強中の学生、それに夜間に働くことの多い運転手・芸能人などの間での使用が広がり、ヒロポン中毒者が一時50万人を超える一大社会問題となった。

このため厚生省は、ヒロポンの成分を当初普通の医薬品を規制する薬事法上の劇薬に指定して、製造業者に対する規制を始めたが奏功せず、１９５１年に議員立法で覚せい剤取締法が制定されるに至っている。恐らくヘロイン・モルヒネのような麻薬と同類の扱いをすることが不適当と判断されたものと理解できる。

なおこの法律で、一部のナルコレプシー（居眠り病）などの医療目的と研究目的以外の覚せい剤の使用・所持が禁止されて以降、最悪の状態は脱したが、現在でも依然として日本における最大の薬物乱用問題を呈している。

第11章　アヘン法―アジアの民の願い

アヘン法に前述の三法を含めて麻薬四法と呼ばれているが、その中でこのアヘン法が最も古い法律であり、いわば日本の麻薬法制の元祖と言うことが出来る。

アヘンと言えば、中学・高校の社会科で習うアヘン戦争がまず頭に浮かぶ。江戸末期の１８４０年、「眠れる獅子」と呼ばれた清がイギリスの侵略の下に敗れて香港を割譲するなどの出来事は、たちどころに日本に伝わり、朝廷、武士階級はもとより町人にも伝わっていた。

当時唯一、清・オランダとの貿易を許されていた長崎はもとより、薩摩藩が幕府の鎖国政策を尻目に、琉球経由の独自貿易を通じて諸外国の事情に精通していた。また斎藤薫と言う人物の記した「阿片始末」と言う書物などで、関連情報は当時識字率世界一と言われる町民の間にまで流布していた。このため日本もこのままでは清と同じ目に合うのではないか、という恐怖感が国民全体に広がり、いわば極限状態に達していたのだ。

これも１つの引き金となって幕末の尊王攘夷運動が激化し、薩摩・長州を中心とする勢力によって幕府打倒・中央集権国家の確立に至ったことは記憶に新しい。欧米列強に蹂躙されないための大改革が明治維新という結果を生んだが、そのすべての始まりがアヘン戦争であったと言えよう。

ところで、アヘンを採取するケシは鎌倉時代にすでに医薬に関わる書物に記載されており、室町時代になると南蛮貿易を通じてケシの種がインドからもたらされたという。さらに江戸時代になると麻酔薬などとして漢方医が用い、現在の山梨県、和歌山県、大阪府などで栽培されたという記述がある。

江戸時代には鎖国政策がとられていたとはいえ、清から長崎貿易を通じて吸煙用途の安価な生《なま》アヘンが入るようになっていた。またオランダ以外の国々が執拗に開国を迫ったが、幕府はいわば鎖国解消と引き換えに、1857年にオランダとの間で調印した条約で「アヘンは日本国禁につき、日本人に一切相渡しまじこと」としてアヘンの輸入を禁止した。またその後アメリカ、ロシア、イギリス、フランス、ポルトガル、プロシャと相次いで調印した修好通商条約においてもアヘンの国内持ち込みを禁止している。これらが、文字で現れたアヘンに関する日本初の取締り条項と言えよう。

このような条約は、いわば外国船が日本国内にアヘンを搬入することを禁じたもので、国内での取締りは明治に入ってからの法整備を待つことになり、1868年の阿片の吸食・売買・授与を禁ずる太政官布告、1871年の生鴉片《なまあへん》取扱規則へと引き継がれている。

こうしてみると、第七章で紹介したＧＨＱのサムス氏による「日本に麻薬取締りは存在しなかった。」という証言は全くの事実誤認で、その後大正・昭和と国際条約を踏まえつつ、アヘンの取締りを行っている。アジアの大国清がアヘン戦争に負けた結果植民地扱いされた事実は、広くアジアの民にアヘンの恐ろしさを植え付け、また清のみならずその他のアジア諸国においても多くのアヘン中毒患者を発生させたに違いない。このようなことから、今もってアジア諸国には、麻薬乱用について極刑を含む厳罰で対処する国が少なくない。

第12章　立法過程――みんなの願い

平成の天皇が車の運転好きであったことは巷間伝えられており、皇居内や那須御用邸で運転される映像を見たことがある。そんな陛下は、たまに御用邸の外にお出ましになって運転を楽しまれたことがあったようだ。

そんなある日、那須御用邸の門を出たすぐのところで急に車を止めて下車し、出たばかりの門の方に駈け出されたことがあったと言う。お供の者は一体全体何が起こったのか、どう対処すればいいのか、唯々うろたえるばかりであったが、ややあって、平然と車に引き返してこられた陛下のお姿を目にして、お供の者一同、青ざめた顔で安堵の胸をなでおろしたに違いない。

実は免許証不携帯の状態に気付いて免許証を取りに戻られたと知って、改めて陛下の生真面目さに胸を打たれた、とテレビのナレーションが伝えていた。

運転免許は持っていても、運転中に免許証を携帯していないと、免許証不携帯を問われることになっている。このような経験のある人は私を含め、少なくないだろう。陛下が免許証不携帯を理由に警察官から注意を受けて切符を切られる場面は想像しがたいが、一方において法の下の平等と言うこともある。

公道であれば実際にそんなことが起きたとしても、おかしなことではない。現に2019年に英国王室のフィリップ殿下（当時97歳）が運転する車が衝突・横転する事故を起こし、次いでシートベルトをしないで警察官から注意を受けたことがあった。逆に殿下だから不問にすることがあったなら、その方がおかしいだろう。

民主主義以前の法は為政者が定め、人民に守らせるものであったから、その時代には法の下の平等という概念は有り得なかった。国会が作った法律を施行する役目を担う行政府に長年身を置いた経験で言うと、法律はそれを作った国会議員も例外なく、違反があれば罪を問われることに値打ちがあると言える。

一方国際社会では、最近ルールを守らない国に対して「法の支配」の重要性が再三指摘されている。皆が誰一人例外なく守ってこそ、みんなの願いをこめて作られた法律や条約の値打ちがあるというものだ。

ここで大麻の法規制を例にとって考えてみよう。先に見たように、日本では一時期医療用・一般用に使用された過去があったが、戦後アメリカの影響で法体制整備の一環として、このような使用は認められなくなっている。

一方、諸外国ではいまだに医療用に用いられている国もあるし、カナダ・オランダなど嗜好用として使用し得る国すらある。それぞれの国に歴史やお国柄があるかもしれないが、少なくとも国際条約違反などと指摘されることの無いようにするべきである。

ところで薬物依存は一旦流行すると、それはさながら伝染病のように国境を越えて人々を広く・長く悩ませることになることを世界中の人々が経験している。言ってみれば、原因も結果もわかっておりながら、絶滅できないでいるヒト由来の社会的伝染病とみることが出来よう。

例えばペスト、コレラ、結核、インフルエンザ、エイズ、新型コロナウイルス肺炎・・・、これらの伝染病は長く人類の敵であったし、地域によっては今もってその戦いは続いている。

そんな伝染病の原因は19世紀後半から20世紀前半にかけて、細菌やウイルスなどの病原体が原因であることが突き止められ、抗生物質やワクチンなどの開発により、絶滅ないし制圧されるようになったし、天然痘のようにWHOが絶滅宣言を出すに至った伝染病すらある。

ちなみに中国で発生したペストは14世紀に東西貿易で西に伝播し、ヨーロッパの人口を3分の1にし、世界人口は4億5千万人から3億5千万人にまで減少したという。しかし17世紀に入ると、何故か大流行は見られなくなってヨーロッパの人口は一転増加に転じ、それがイギリスの産業革命、フランス革命などを支える1つの基盤となったが、伝染病の原因が明らかになる前の現象であり、いまだその原因は謎とされている。いずれにしても、伝染病は社会の盛衰に測りきれない影響を及ぼしてきた。

一方薬物乱用は、依存性を有する天然物又は化学物質が特定されていて、国民の願いを込めた法律で、その製造・輸入・取引・所持・使用などを厳しく規制していて、その制圧に成功したケースもあるが、制圧出来たと言い難いものも少なくない。

例えば１９６０年代から青少年の間で流行して社会問題化したシンナー遊びは、１９７２年の毒物及び劇物取締法の一部改正により、シンナーの成分であるトルエンなどを含む製剤の吸引や吸引目的の所持を禁止するとともに違反を行ったものを取り締まることにより、乱用の終焉を迎えている。

この様に見てくると、薬物乱用に対処しようとする法律は、国民の健康を、そして国の安全を守ろうとする国民の願いが集大成された結果であり、自分のため・社会全体のためにどんなことがあっても守って行きたいものだ。

第三部

山本君
まだ麻薬やってんの？

第13章　麻薬行政事始め

ある朝厚生省内のエレベーターに乗っていると、後から乗り込んできた旧知の医系技官（すなわち医師）が私に、「山本君、今何やってんの？」と聞いた。自分の経験では、本省勤務は平均でも2―3年に一度は人事異動があるから、仕事上直接的な関わりがない者同士のこのような会話が珍しくない。「今どこにいるの？」と聞いてくれたら、「麻薬課です」と答えられるのにと思いつつ、「麻薬です」と答えたら、乗り合わせた人達の表情が一瞬こわばった記憶がある。

それから何か月か経って、また同じ医系技官にエレベーターに乗り合わせた時の会話が、「山本君、まだ麻薬やってんの？」。「まだ麻薬課にいるの？」などと聞いてくれればいいのにと思いつつ、「ええ、まだ麻薬やっています。こればっかりは自分でやめる訳にはいきません」と答えざるを得なかった。そばでこのやりとりを聞いた人は、彼が医師だと知っていたらなおのこと、なぜこんなところに麻薬中毒患者が居るのか、と考えても不思議ではなかった。

そんな麻薬課勤務の事始めは、条約法令係。麻薬が国境を越えて移動することで、厚生省広しと言えども、条約法令係はここだけ。厚生省は１９３８年に旧内務省から分離独立して設置された省で、古くは結核対策、今はがん対策などの公衆衛生や医療、それに保険・年金・介護などの社会保障を担当する、純然たる内向きの官庁だ。

厚生省は戦後の一時期、戦地からの引き揚げ援護業務に大忙しの時期もあったが、基本的には国民皆保険、国民皆年金を経て介護保険の導入と国民生活に密着した仕事が主流で、そんな中で麻薬関係とはいえ、条約を扱う業務は極めて異質と言える。

なぜそんな係に配属されたかについては、思い当たる節があった。と言うのは、入省時に提出した履歴書の得意科目を記載する欄に、「英語」と書いたからだ。

そもそも履歴書の得意科目記載について、苦い思い出があった。大学院に入った頃、創薬つまり新しい薬を研究する分野を選んで担当助教授に提出した履歴書に、得意科目「ドイツ語」と記入した時のこと。

直近のセミナーに先立ち、医薬品製造学の助教授が読んでおくようにと言って渡してくれた厚さ１センチ位の文献の束は全てドイツ語。薬学部の大学院入試はドイツ語が必須だったから、人並みに勉強したつもりだったが、辛うじて試験をパスする程度のもので、研究論文を読んで人前で発表出来る力はついていない。

早々に大学院を中退する理由の1つになってしまった、そんな暗い過去をベースに、今度は慎重に得意科目「英語」と書いたのだ。ここで「有機化学」などの専門科目を書かなかったのは、折角薬臭い仕事から逃れようとして行政職に逃げ込んだのに、またぞろ医薬品審査業務など、薬学系のやっかいな仕事に巻き込まれることを恐れてのことだ。

最初に与えられた仕事が、入省前年にまとまったばかりの「向精神薬条約」の翻訳。向精神薬の何たるかぐらいはわかるが、世界の麻薬問題も知らぬまま、辞書を片手に外交用語の和訳に取り組んだものの、書き上げた文章は自分でも理解できない代物であった。

それを読んだ上司もその又上司も多分お手上げの状態で素通りし、経済学部出身の課長の手に渡ったが、手に負えないと判断したのか、私を伴って同窓の外務省の課長を訪問することになった。新米を指導してやってくれという趣旨だったのだろう。

しばらくして、私の訳文は元の字が見えない位真っ赤になって戻ってきたので、それを清書して課長に提出し、事は一段落した。

そもそも条約は国会がこれを批准し、国内法によって条約が求める国内規制が整備されて初めてその効力を発揮する。そのためには、行政機関、この場合厚生省が国内法整備のための準備をしなければならない。

この条約の場合、まず最初に規制の対象となる向精神薬各々について薬理や毒性に関する基礎資料を集め、あわせてそれらを定量的かつ定性的に分析する方法を整備しておかなければ規制できないないし、そのために厚生省は各々の向精神薬の標準品を確保しなければならない。

と言うのは、例えば物の長さならメートル原器の何倍かを計測することによって何メートルと表現できるが、化学物質の量を計る場合は、物質毎に標準品と言うモノの何倍の重さかを計測することが必要になる。

向精神薬を分析し種類や量を特定する方法は、化学者が発表した論文を検索することによって知ることが出来る。しかし標準品は言ってみれば測定するべき物質がどれくらいあるかを調べるための、いわばメートル原器のようなもの。これを物質毎に用意しておく必要がある。このような物質は医薬品あるいは医薬品原料として、市中で販売されていることもあるが、それがなければ国の研究機関で1つ1つ合成する他はない。

このため、早速必要な予算を確保するための作業に取り掛かることになった。私は大学院中退だが、厚生省付属研究所の図書館で曲がりなりにも数多くの論文の中から合成法に関するものを探し出し、それに必要な原材料やその他の試薬を購入するのに必要なお金をはじき出して、予算書を作成することができた。

ところがどうしても1物質について合成経路を示した論文に出くわさない。提出期日が迫っているので、エイ・ヤーとばかりに書き上げて、課内会議に臨んだが誰1人異議を唱える人は居ない。その後すっかりいい気になって、所属の薬務局全体の予算を決める局議に臨んだところ、最後の最後の段階で技術を統括する参事官（現在は審議官）から、「山本君、こんな化学反応があったかねえ？」とお声がかかってしまった。

いろいろあったがなんとか予算は確保でき、この条約は30年の紆余曲折を経て、後に批准・国内法整備にこぎ着けて、現在の麻薬及び向精神薬取締法に至っている。

第14章　麻薬・向精神薬の指定

何が麻薬で、何が規制対象の向精神薬なのか？またヘロインと覚せい剤はどう違うのか？一般の人には、ほとんどどうでもいい話で、ともかく身を滅ぼす怖いくすりと覚えておいてもらえればそれでよい。

しかし行政機関の担当者はそうはいかないし、ましてやその長たる大臣はポイントとなる知識を身に付けておいてもらう必要がある。ところが大臣の職責は、例えば厚生労働省の場合、担当している仕事の範囲はとてつもなく広い。電信柱が高いのも、郵便ポストが赤いのも、みんな厚労省のせい、などと言う訳の分からない冗談話が聞かれる所以である。

そんな忙しい大臣に担当している事柄を説明するに際し、どんなに込み入った案件でも、とりあえずA４用紙一枚で話をまとめる習慣が身についている。さらに説明が必要なとき用に、続紙、グラフや図などの詳細説明資料などを手元に用意しておくことは言うまでもない。この習慣は役所を卒業した後も、様々な場面で大変役立っている。

大臣説明と言えば、就任早々のある厚生大臣が法律職の担当局長に、覚せい剤とヘロインの違いを問われる場面があった。その時局長は、誰の入れ知恵か知らないが、右腕をL字型に立てて「大臣、ナニがこうなるのが、覚せい剤です」次いでその腕をだらりと下げて、「大臣、ナニがこうなるのが、ヘロインです」と答えた。

なまじ薬学を学んでいると、こういう説明は思いつかないが、少なくとも大臣はその違いがわかった気分になられたと思われる一幕であった。

ところで、法律を学んだ人達の間の冗談に「ケシカラン罪」という言葉がある。誰かがケシカランと思うことを理由に行為や発言を取り締まりの対象としたり、規制がかけられて罪に問われていてはたまらない。ケシカランと思われる行為や言動が、法律の中で明記されて初めて取締や規制の対象となるのが当たり前である。これは罪刑法定主義と呼ばれている。

一方麻薬や向精神薬の場合、規制の対象とするべきモノの化学構造や植物の学名が法律上明示されて、初めて規制が始まる。そんな意味でこれらの物質に関する規制は、「初めに指定ありき」といって良いだろう。

麻薬乱用の黎明期は、あへんから始まって、その仲間のモルヒネ・ヘロイン、それに少し毛色の違うコカインが取締りの対象になった。この四物質の共通点はというと、いずれも一度使うと自分の意志では使用がやめられない、いわゆる依存性（古くは耽溺性と言われた）があること。

これらの物質は、使った時の体の反応の様子から、中枢神経抑制剤と中枢神経興奮剤に分けることが出来る。あへん・モルヒネ・ヘロインは、前者すなわち抑制剤に、コカインは後者すなわち興奮剤に分類されている。あへんを吸煙している老人や、ヘロイン中毒に陥った女性がドロンとした状態でよだれを流す一方、コカイン中毒者が何時間もしゃべり続けるという話を聞いたことのある人も居るだろう。

このような物質は、モルヒネがあへんから抽出されて以降、コデインなどの様々な類縁物質が分離されて医療に使われる一方、類似の作用を持つ化合物が化学的に合成され、そのうちいくつかは、麻薬に指定されている。

またコカインと類似の作用をもつものとしては、覚せい剤を挙げることが出来るが、これは当初眠気防止の大衆薬として販売され、その後社会問題を呈したため、覚せい剤取締法が単独立法され、麻薬としての規制を受けてはいない。

また乱用薬物はその依存性の態様から、身体依存性と精神依存性とに分けることが出来る。前者は、ヘロインのように薬が切れると禁断症状などの身体症状を呈するが、後者は身体症状より、精神的に薬を欲する面が強いことが知られている。

第15章　危険ドラッグの指定

20世紀末から21世紀にかけて、ハーブや合法ドラッグの名で、後に危険ドラッグと呼ばれるようになるモノが欧米諸国で乱用され始め、いつしか日本においても交通事故など様々な社会問題を呈するようになった。

具体的にはドイツ、イギリス、スイスにおいて２００４年頃からハーブ系の危険ドラッグが乱用され始め、後にその使用が合法的と広告宣伝されると乱用は欧州全域に拡大している。またアメリカでは、元ダウ・ケミカルの研究者が自宅で様々な向精神薬を合成しては自分や家族・友人と試飲して幻覚などの作用を確かめ、その経験をまとめてネットで流布した。

このため日本でもこれに追随する者が続出し、さらにこれを商売のネタにする者も現れたため、乱用者が増大するとともに、薬理作用下で交通事故を起こすなど重大な社会問題が頻発した。

このような問題が発生すると、これらの乱用物質が麻薬取締法で規制できないかという議論が当然出てくる。危険ドラッグというのは麻薬に指定されている物質をほんの一部化学構造を変えているものだからだ。ところが規制をかけることが出来ても、危険ドラッグを合成する輩は法律の網をくぐるため、あの手この手の化学的手法で、化学構造が少し異なる未規制物質を次から次へと合成し続ける。文字通り規制と規制破りのいたちごっこの様相を呈することになり、現に欧米諸国においてそのような現象が経験されている。

ここで化学構造のわずかの違いで法規制が大きく異なる最も簡単な例として、アルコール類のメタノールとエタノールを挙げておこう。この2物質は化学構造がきわめて類似しているが、メタノールは体内に取り込まれて有害物質に分解され、その急性毒性故に劇物に指定されている。このためメタノールの購入時には劇物譲渡譲受書に署名捺印が義務付けられているが、エタノールにはそれがない。

規制と規制破りのいたちごっこを解消する手段として、例えば一定の化学構造を持つ物質群を一括して指定する制度を新たに麻薬取締法に導入することが考えられる。しかしそれだと、有害性が全くない物質にまで法の網をかけてしまうことになりかねない。先の例で言うと、アルコール類を規制対象にするようなもので、これだとその必要のないエタノールにまで規制がかかるようなものだ。

そもそもある物質を麻薬に指定しようとすると、麻薬取締法上麻薬との類似性を国が証明する義務を負うことになるが、依存性や精神毒性などのデータを集めて科学的に評価するにはそれなりに時間を要し、迅速な対応にはそぐわないという一面がある。

それやこれやでより簡便・迅速な措置を求めて２００６年（平成18年）の薬事法が改正され、新たに同法に指定薬物制度が導入されることになり、１３００以上の物質が指定された。この制度は、震源地のアメリカが最初に導入している（筆者注：薬事法は、２０１４年に改正されて、「医薬品、医療機器等の品質、有効性及び安全性等に関する法律」となっている）。

具体的には、薬事法の目的に「指定薬物の規制に関する措置」が追加されるという、極めて稀な改正がなされた上、指定薬物を「中枢神経系の興奮若しくは抑制又は幻覚の作用を有する蓋然性が高く、かつ、人の身体に使用された場合に保健衛生上の危害が発生するおそれがあるものとして、厚生労働大臣が指定するもの」と定義している。

当時の国会における政府の答弁によると、指定薬物であっても麻薬と同様の有害性が将来明らかになれば、その時点で速やかに麻薬への指定に切り替えることが想定されている。

なお麻薬の指定は、政令すなわち内閣が制定する命令によって行われ、法律と同様に天皇の御《ぎょ》名《めい》・御璽《ぎょじ》（一般的な言葉では、署名・捺印）を得て公布（一般国民に公表されること）されるが、指定薬物は厚生労働大臣によって指定され、省令と言って政令より簡便な手続きで指定されている。アメリカでは大統領が署名しないと法律が成立しないし、トランプ大統領が大統領令に署名する映像を見るにつけ、日本の政令公布と重なってくる。

さらに指定薬物については、２０１３年（平成25年）の薬事法の改正により、従来の輸入・製造・販売等の規制に加えて、所持・使用・購入・譲り受けについても、翌年から禁止されることとなった。

いずれにしても、このような法律改正や政令や省令などの下位法令の整備が急速に進み、２０１４年（平成26年）に東京都、愛知県、大阪府、福岡県内の危険ドラッグ販売店舗に対して初の検査命令・販売停止命令が発せられ、薬事法改正による劇的な効果が発揮されている。また同年、新たに危険ドラッグ専任の麻薬取締官を配置して、取り締まり体制の強化が図られている。

第16章　医療に用いる麻薬の規制

20世紀は、「戦争の世紀」と呼ぶ人が居るほど世界レベルの戦争が多く、それに伴って多くの兵隊病（Soldier disease）が発生した。兵隊病という聞きなれない言葉を聞くと、１９４５年（昭和20年）に姫路で生まれた私には、敗戦直後爆撃を免れてそびえ立つ白鷺城の先の、姫路駅前市街地の暗い情景がぼんやりと目に浮かぶ。

空襲で焦土と化した都市の街並みの至る所に闇市が出来、必ずといって良い程そこここに、白い帽子に着物のような全身白装束の旧日本軍兵士がアコーデオンで悲しげな曲を奏で、足元に皿を置いて立っていた。また神社仏閣で開かれる四季折々の祭りに出かけると、「何でも十円の店」（今の百均の原型か）や射的場の横に両手をつき、跪いてうなだれる姿があった。

そして夫や父を、兄や弟、恋人や許嫁を失ったのであろう、そっとお金を置いて行く人を何度か見ているうちに、当時戦争があったとは気付かなかったものの、子供心に何かとても大変なことがあったらしいと感じたものだ。太平洋戦争で亡くなった日本人は３００万人以上とされるが、傷痍軍人すなわち戦争が原因で病気や怪我に苦しんだ兵隊さんはそれどころでなかったに違いない。

ところがアメリカの麻薬乱用の歴史を読み進むうちに、この国では奴隷制の存続を巡って南部諸州と北部諸州が対立した南北戦争（Civil War，１８６１—１８６５年）でも、兵隊病患者を多数生み出したことを知った。アメリカ人にとって史上最も凄惨な戦争とは南北戦争を指し、数多くの犠牲者を生んだがその多くは戦場で倒れたのではなく、３分の２が劣悪な医療行為が原因とされている。（第21章で詳述）

そして戦争が終わってみると、夥しい数の兵士がモルヒネ中毒になっていたという。しかも、その後モルヒネ使用は市民生活に入り込んでしまったようだ。

このモルヒネ、第21章で詳述するように、１８０３年にドイツ人若手薬剤師助手のゼルチュナーがアヘンから単離し、その優れた鎮痛作用が認められたあと、１８４４年にアイルランドの医師リンドが中空の注射針を発明して医薬品の静脈内注射が可能になると、欧米の医療の場で一気にその使用が広まっている。

そもそもアメリカでは、18世紀に大陸横断鉄道敷設のために連れてこられた中国人移民がアヘン使用の習慣を持ち込んだが、当時はアヘンに関する規制はなかったとされている。少なくとも南北戦争でモルヒネ中毒者が多発するまでは、モルヒネにはアヘンほどの依存性がなく、しかも鎮痛効果は比較にならないほど大きくて、「驚異の薬」（Wonder drug）ともてはやされていたので、医師は安心して処方したという。

医療行為が元となって患者が中毒になることは、あってはならないことだが、南北戦争の時程でなくても、実はありうることなのだ。このため医療機関における依存性薬物は、モルヒネのような麻薬はもとより、依存性のある向精神薬についても厳しい管理が求められている。

そしてきわめて稀な事例ではあるが、医療機関従事者が麻薬や向精神薬の虜になることがある。言うまでもなく医療機関には、病院と言わず、診療所と言わず、医療用の麻薬がしっかり在庫してある。これまでにストレスや疲労除去のために、つい麻薬に手を付ける医師・看護師等の医療従事者が居なかった分けではない。

昔の話だが医師が麻薬中毒になってしまい、医師が廃業、家族は離散という事例に出くわしたことがある。その医師が診察していた患者にとってはもちろんのこと、国レベルで見ても医師一人を失うことは大変な損失である。


そういえば先年、カナダでの会議のついでにモントリオールの薬局を訪れる機会があった。この国の医療保険制度の運用状況などを実地見学することが主目的であったが、合わせて長年関わってきた医師・薬剤師による医薬分業の実情もテーマの1つであった。

紹介された市内のある薬局を訪れて薬剤師が立つ作業台を見たとたん、「何これ？」と驚きを隠せなかった。作業台の上にある色々な医療用医薬品に紛れて、麻薬の製剤がゴロゴロ転がっている日本では見かけない光景だ。日本でのいわゆる麻薬金庫による厳重管理の様子を伝えると、それはかえって危険ではないかという応答。金庫に麻薬をまとめて入れておけば、さあ盗ってくださいと言わんばかりだという。これだと少量だし、そもそも素人にはどれが麻薬か分からないでしょうともいう。

ともあれ日本では、麻薬取締法は医療に用いられる麻薬の麻薬金庫による保管やその出し入れを帳簿で管理することを求めており、麻薬Gメンや麻薬取締員にとってこのような管理の状態をチェックすることも、麻薬事犯の取り締まりと同様、重要な役割となっている。

しかしいつぞや都内の超有名大学病院の医師が、帳簿上麻薬アンプル1本の出入りが合わないとして、都庁の吏員から新宿移転前の庁舎に呼び出され、暗い地下の部屋で長時間かけての事情聴取・厳重説諭を受けた事例があった。この話は、まるでGHQの麻薬担当官スペア氏の執念が乗り移ったかの如き印象を与えるが、厳重説諭を受けた医師が以後アンプル1本の管理に注意をしようと決意したのではなく、むしろ患者がどのように痛みを訴えようとも、2度と麻薬を使うものかと心に誓ったのではないか、と心配した次第。

麻薬が社会にもたらす弊害のみに着目すれば、その製造・販売・使用を全面禁止すれば事足りるが、そうもいかないから厄介だ。医療用麻薬にむやみに厳しい管理を求める結果患者に使われなくなることは、二人の内一人ががんにかかり、しかもその末期にはがん性疼痛に苛まれる現実がある。適正に使用してもらわないと困るのは、患者でありその家族だ。

ところでアヘンにはモルヒネ以外にも様々な鎮痛・咳止め成分が含まれており、このような成分に化学反応を加えた化合物も含めて、オピオイドと呼ばれている。このオピオイド類は、アメリカでは鎮痛薬として汎用され過ぎているため、規制当局にとって頭痛の種となっていて、トランプ政権は２０１７年に「非常事態宣言」を発するに至っている。またオピオイド鎮痛剤の使用により、年間５万人近い人が亡くなったとして製薬会社を訴える訴訟が２千件以上起こされ、巨額の和解金のために経営破綻する会社がでるなどの影響が出ていると報じられている。

振り返ってみると、アメリカでは南北戦争後もモルヒネはデパートで自由に買うことが出来たというし、悪いことにその後ヘロインまでが自由に手に入るようになったという。このような歴史がある種の源流となって、オピオイド問題がアメリカ社会の一大問題となり、それが今も続いていると言わざるを得ない。

第17章　モルヒネの新しい姿

昭和50年代の終わりごろ、入院中のがん末期患者の疼痛緩和にブロンプトン・カクテル(Brompton Cocktail)という製剤が使われている時期があった。この処方はイギリス王立ブロンプトン病院で開発されたもので、モルヒネ＋コカイン又はモルヒネ＋アルコールの水溶液を薬剤師があらかじめ調剤しておき、院内の大きな冷蔵庫に保管されていた。

この製剤、必ずしも十分な疼痛管理が出来ず、むしろモルヒネ単体の水溶液の方が効果が高いとの意見も出されていた。何よりも在宅患者に使用することが出来ず、がん末期の激痛に耐える患者とその家族にとっては、医療を越えて人権問題と取られかねない様相を呈していた。

ある時たまたまがんの治療法に関する省内の検討会に出席した私は、そんな医療現場の厳しい状況に接して、このままではいけない、医薬品行政を担当する薬務局で何とかしておかないと、省内で非難の大合唱が起きる、と感じるに至った。

そこで早速麻薬製剤を扱う製薬会社5社に呼びかけて、スジャータのような小型ミルク容器入りのモルヒネ製剤の必要性を訴えた。ブロンプトン・カクテルを小型化し持ち運びにも適したモノを開発してもらって、在宅でも使える条件を整える必要を強く感じたからである。

ところが当時モルヒネの製剤と言えば、古いくすりなので薬価が驚くほど安く、しかも製造販売・流通上の管理が気が遠くなるほど面倒で、そんな状況下で新しい製剤を研究開発して厚生省の承認を取るなど、会社経営上およそ考えられないことは、各社のつれない反応振りでよく分かった。

万事休すかと力を落としていた頃、塩野義製薬の担当常務取締役がYesの返事を持ってきてくれた。モルヒネの徐放錠、すなわちモルヒネが胃の中でゆっくり溶け出して長時間作用する錠剤をスイスから導入して国内販売しようと言うものだった。

後で考えてみると、当時同社は一時営業成績に貢献した各種抗生物質の売り上げに陰りが見え始め、しかも次世代の薬効群である生活習慣病薬や抗がん剤の開発も他社に後れを取っている状況で、会社としてはいわば幕間つなぎの開発品目という位置づけだったのかもしれない。

この製剤がスタートとなって、徐々にガン末期疼痛緩和に用いられる薬剤の開発が進んだが、WHOの統計によると日本におけるモルヒネ製剤の使用量は、諸外国と比較して著しく少ないという問題があった。それには麻薬規制が厳格過ぎるあまり、行政も医療界もいわば「あつものに懲りてなますを吹く」状態に陥っていたと言って過言ではないだろう。

そもそもWHOは従来から、がん対策は「がんの予防」、「がんの早期発見」、及び「がん病変の治癒」を三本柱と考えていたが、１９８０年に「がん疼痛緩和」を加えて四本柱とする方針を打ち出し、１９８２年から世界各国の専門家を招いて「ＷＨＯ方式がん疼痛治療法」の検討を開始した。日本からは武田文和氏（当時埼玉県立がんセンター）が参加している。

その特徴は、がん疼痛に使用する鎮痛薬を、アスピリン・イブプロフェンなどの非オピオイド鎮痛薬から始まって、次いでコデインなどの弱オピオイド、最後にモルヒネなどの強オピオイドの三グループに分類し、痛みの程度によって鎮痛薬を選択するとともに、痛みの激化に伴う段階的使用法を明示した点だ。

このような成果は日を追って日常の医療に浸透し、当初ＷＨＯの専門家が期待したものが日本の医療にも実現しつつあるが、未だに各国と比較して医療用麻薬の使用量が低水準にとどまっている現状については、くすりは麻薬に限らずそもそも使わないで済めばその方が良いとか、日本人の我慢強さが反映されているなどの意見もあり、評価が分かれている。

また一方において、２０１７年の内閣府が発表した「がん対策に関する世論調査」結果によると、医療用麻薬についてネガティブなイメージを持つ人が少なくなく、特に若い世代ほど抵抗感が強いとされている。

このように若者の中でモルヒネを忌避する人が増加したのは、１９８７年以降の薬物乱用防止の「ダメ・ゼッタイ運動」（後述）のスタートとほぼ符合するものだから、ダメ・ゼッタイ運動の効きすぎであり、ダメ・ゼッタイ一辺倒ではダメで、国民の2分の1ががんに罹患する今日、がん患者へのモルヒネの適正使用についてもう少し力を入れるべきではないかとの考えもある。

具体的には、医師や患者に対して、がん性疼痛のような非常に強い痛みにおける麻薬使用で依存性が生じることはないことを十分認識してもらうための啓発活動がもっと必要があるとする意見である。

しかしあえて麻薬対策に長年関わってきた立場から付言すると、若者がモルヒネを嫌ったり、怖がってくれる傾向はむしろ大歓迎で、いずれ彼らも年を経てがん年齢に達すれば、否が応でもモルヒネのお世話になる局面も避けられない場合があり、これくらいが丁度いいとも言える。

第18章　大衆薬の乱用防止対策

ことのついでに大衆薬に用いられる麻薬成分についても触れておこう。処方せんなしに薬局で自由に購入できる大衆薬に麻薬？と首をかしげる人も居るだろう。

麻薬取締法には麻薬に指定された成分でありながら、その濃度が1％以下のモノを法律上麻薬と扱わないとする規定があり、家庭麻薬と呼ばれている。それにしても家庭麻薬とは、何とも妙なネーミングで何とかならなかったものかと思うが、麻薬取締法が出来た頃にアメリカから持ち込まれた概念で、英語では Home Narcotics と呼ばれているから、この言葉を直訳したのだろう。

医薬品と言わず化学物質全般に言えることだが、多くの場合毒となる物質も量や濃度次第で薬にもなる。例えばエタノールは多量に飲めば急性アルコール中毒を起こすが、少量あるいは低濃度であれば良い気分になれるし、古くから「百薬の長」とまで呼ばれている。

モルヒネ同様アヘンから取れるコデインも麻薬に指定されているが、例えばその化学構造に一部手を加えたリン酸コデインは、ある濃度以下では麻薬としての危険性は少なく、咳止め成分として有効に使用し得る。

このためコデイン類は大衆薬の咳止めに使用されているが、ごくまれにこのような咳止め液を大量・反復使用して依存に陥るケースが認められている。しかし一方において、咳が止まらなくて苦しい思いを経験した人にとって、薬局で手軽に買える咳止め薬は何物にも代えがたい御守りであり、なくてはならない代物でもある。役人歴よりも患者歴（結核・C型肝炎など）の方が長い私は、必要以上に患者のことを考えすぎる傾向があったかもしれない。

クスリは反対から読めばリスクと言うくらい、副作用・デメリットはつきもので、だからこそその製造・販売については、国の承認・許可が必要とされ、またその使用においては医師の処方、薬剤師の管理などが必要とされている。一言で言えば、リスクとメリットを勘案しつつ使わざるを得ない、面倒な代物なのだ。


そんな思いで薬務行政に携わっていた１９８０年代のある日、某日刊紙の記者から夜中の12時に横浜の自宅に電話がかかってきた。その日は課長が課員の結婚式で北海道に出かけていたので、課長補佐の私にかけていたというのだ。その時間はようやく帰宅して食事を終えた上一杯飲んでいる、私にとって至福の時であり、バタンキュー寸前の一時であった。

記者氏曰く「咳止め液の乱用で困っている子供と家族が大勢居る。厚生省はどう対処するのか？」。私は「一方において、咳止め液を使って苦しい時を何とかしのいでいる人も大勢いる。メーカーも用量を制限する容器を開発するなど乱用防止対策をそれなりにやっている」と答えたが記者氏は納得せず、販売の仕方に問題があると食い下がるので、酔った勢いもあって「それなら殺人事件があって、それに使われた出刃包丁を売った荒物屋がいけないと言うのか？」と言い返した。

翌日早朝、その新聞の系列のテレビ局に勤務する知り合いから、「山本さんの話が一面トップに出ていますよ」との電話があった。慌ててその新聞をコンビニに買いに行くと、何と紙名の真横に「山本課長補佐曰く、云々云々・・・」と電話の問答がそっくりそのまま報じられていた。

後に別件で出入りしていた某日刊紙・社会部記者氏の解説によると、一般紙の一面トップを飾る記事にはそれなりの基準があって、締め切りまでの時間に該当するネタが入ってこないとデスクから特定の記者に「ヒマネタでいいから出せ」と指示があると言う。どうやらそんな構図にスッポリはまったらしい。

そしてこの日の社会面は、咳止め液依存に陥った当事者とその家族のインタビュー記事が満載で、恐らく多くの読者の共感を誘ったに違いない。しかも数日後には、同紙の投書欄で「近頃の役人は、薬と出刃包丁の区別もつかないらしい」とする三鷹市在住の教師の意見が紹介される始末。

こんなことを国会で取り上げる議員も居て、その後の参議院社会労働委員会では、ある野党議員が厚生大臣に対策を鋭く迫った。挙句の果てに「家族が厚生省に苦情の電話をしたところ、そんな奴は地獄に落ちろと言われたそうだが・・・」と語気を荒げて指摘した。

答弁席で答えに窮した厚生大臣は横に座った担当局長をにらむが、局長は何とも言いようがないから担当課長をにらむ。課長も仕方がないから私をにらむが、課長補佐の私は身に覚えがないのに、にらむ相手がいなかったことを鮮明に記憶している。

この問題は、結局乱用しにくい容器の開発、販売数量の自主制限などの対策を講じることでお茶を濁した形となっていたが、２０１３年（平成25年）の改正薬事法により、リン酸コデインなどを含む一般用医薬品の薬局の扱いについて、原則1包装単位の販売にとどめるなどの措置が取られた。このためマスコミ沙汰になるようなケースを聞かなくなったが、最近危険ドラッグが手に入らなくなったこともあって、乱用が再燃する兆しがあると伝えられている。難しい問題である。

第19章　措置入院制度

いつぞや医療刑務所を見学したことがある。

というのも、麻薬取締法に麻薬中毒者を措置入院させる制度があったが、1962年（昭和38年）に1000名を超える麻薬中毒者の入院をピークに激減し、麻薬中毒者、特に当時75％を超えたヘロイン中毒者は、事実上ほぼ姿を消した状態である。言ってみれば麻薬課長の脳裏から、「措置入院」の四文字が消えるほどの状態であり、1963年（昭和38年）の麻薬取締法改正の成果と言えよう。

そんなことから、法務省からのお誘いか、参考までに訪ねてみようと思ったのか定かでないが、全国に4か所ある医療刑務所のうち八王子と小倉・城野の2か所を訪れた。

医療刑務所とは、刑に服している人が精神障害やその他重い疾患にかかっていて医療を要する人のための施設である。訪問するに際し、刑に服するというシビアな状況の上に、重篤な病気を抱えた人達が集められた、どんな阿鼻叫喚・地獄絵図があるのだろうと眉をひそめながら出かけた。

しかし八王子医療刑務所で待っていたのは、刑務所に入ることはあるまいという安心感からか、独房を含め意外なほど静かで清楚な空間。特に印象的だったのは、厚手の紙の手提げ袋を折りたたむ作業室であった。なんでも、ともかく刑務所なんだから可能な務めはしてもらうとのこと。そこで見かけたのは、作業の終わった大きな紙袋の山。披露宴の時に引き出物を入れて席近くに置いてある、あれだ。この見学を終えた後で出席した披露宴では、引き出物の袋を見る度に、必ずあの医療刑務所の作業室が目に浮かぶようになった。

ところで措置入院制度の主なターゲットであったヘロイン中毒とは、ヘロインの作用がなくなると、10数時間であくび・発汗・涙・涎・鼻汁・震え・不眠などの禁断症状が、次いで吐き気・下痢・寒気などの症状が発現し、さらに痙攣を起こして気を失うことがあるもの。これらの症状は、禁断症状発現後70時間位で最高潮に達し、5―7日で症状は消失するという。

振り返ってみると、麻薬中毒者措置入院制度が導入される以前は、患者は自費入院して禁断症状が消えると退院したので、再乱用によって再び中毒状態に陥り、入退院を繰り返すことが多かったという。

一般に、薬物乱用防止対策には様々な具体的方法があり、これらは基本的に、需要面と供給面で整理できる。需要、すなわちヤクを欲しがる人をゼロにすることが出来れば、それが理想である。一方供給をゼロすなわち取締りで供給ルートを遮断することは、労多くして至難の業と言わざるを得ない。

しかもさらに問題があるとすれば、例えば覚せい剤乱用者について、ヘロインの場合と同じ方法が必ずしも有効でないということである。覚せい剤乱用者の場合、ヤクの中断によってヘロインの場合のような禁断症状が出てくることはなく、もっぱら精神的にヤクを希求する気持ちが高まり、何としてでもヤクを手に入れようとする行動に出る点が異なっている。このため、むしろ本人の断薬への堅い意志や、それを続けさせる環境が何よりも優先される。

事のついでにスイスにおけるヘロイン中毒者対策を見ておこう。

戦後日本人に向かって「東洋のスイスたれ」と語りかけたのは、誰あろう、あのGHQの総司令官ダグラス・マッカーサー。この言葉は、小国で資源が乏しいが風光明媚な国である、あのスイスを目指すことを示唆したと取られがちだが、むしろ遠い将来永世中立国を目指すことを示唆したと、理解する人もいる。

逆に「スイスは西洋の日本」か、と自問自答してみると、そうでもないだろう、と言わざるを得ないし、この問いかけによって彼我の違いがより明確になる。

厚生省入省後7年目に日本政府派遣の研修生として世界保健機関（WHO）本部に赴いた私は、スイス・ジュネーヴに半年間滞在した。短い期間であったが、若いころにヨーロッパで生活することは、地図でいうとヨーロッパ大陸を中心にして東にアジア、西に南北アメリカ、南にアフリカを見て暮らすことになり、日本が極東と呼ばれるのも無理はないと感じるのに充分であった。何しろヨーロッパで見た世界地図では、日本列島は右上隅にひしゃげて四島がくっついていた。

この経験の結果、自分にそれまでにはなかった視座が加わったことに、最近になって気づいた。

それはヨーロッパから日本を見る、世界を観察するということであり、帰国後時を経て、複眼的になったと感じるに至った。

そのような経験からいうと、スイスは歴史的・地勢学的に言って、日本とは余りにも違うとしか言いようがない。

スイスは、面積が九州位で人口８００万人弱の山国。アルプスなどの観光資源や精密機械工業・金融業があるとはいえ、特筆すべき資源や産業は無いに等しい。一般にスイスといえば永世中立国や直接民主主義などの言葉が思い浮かぶが、今でもこの原則を頑なに守り、広いヨーロッパ大陸にあってＥＵに参加せず、孤高を保つ実は武装国家だ。

それにつけても、この国では国民皆兵制度が敷かれていて、兵役を終えた人は自宅にピストルを持ち帰って、地域の安全を守ることが求められている映像を見たことがある。

この国は、国境線がアルプスやジュラの山脈と、レマン、ボーデン、マジョーレなどの湖で形成されている。そしてフランスを経て地中海へ流れ出すローヌ川、ドイツ・オランダを経て北海へ流れ出すライン川、それにイタリアを経てアドリア海に流れ出すポー川の上流の、それぞれのいわば取り残された民族が集まって出来た連邦国家だ。

だからだろう、独・仏・伊の三ヶ国語とロマンシュ語が公用語になっている。その上現在ではＷＨＯ以外にも国際労働機関（ＩＬＯ）、世界貿易機関（ＷＴＯ）、世界知的所有権機関（ＷＩＰＯ）などの国際機関や、国際赤十字、国際オリンピック委員会（ＩＯＣ）、国際サッカー連盟（ＦＩＦＡ）などの国際団体が沢山あるし、観光資源利用上も英語が汎用されているから、おのずと国際的である。

そんなスイスには、ヘロイン中毒患者の治療施設があって、しかもヘロインを投与しているというから驚いてしまう。この国では、１９９８年からヘロイン中毒者を犯罪者ととらえるのでなく、医療を必要とする患者と考え、18才以上で2年以上継続してヘロインを使用し、メタゾン維持療法などで効果が得られなかった重篤な患者に健康保険を適用して、医師の管理下でヘロインを処方・摂取させる方法を採用している。

４年間の試行期間を経て本格導入されたものだが、薬を得るための窃盗や売春などの罪を犯さないようにした方が、本人及び地域に及ぼす害悪を減らすことが出来ることが1つ。そして政府がヘロイン供給の一翼を担うことにより、犯罪組織に打撃を与えることが出来るというのが、もう1つの理由とされている。

この麻薬乱用防止対策の基本にかかわる、治療か刑罰かの選択は、各国にとって悩ましい選択であるが、長い目で見て果たしてどちらが再犯を防げるのか、それぞれの国の薬物対策の歴史に由来する部分もあって、にわかに是非を論じるわけにはいかない。しかし、どちらの政策をとった国がよりドラッグ・フリーを達成しているのか、いずれ答えが得られるものと思われる。

なお最近日本では、薬物使用等の罪を犯した者に対する刑の一部執行猶予制度が刑法改正等により設けられ（２０１６年６月施行）、また法務省・厚生労働省から自治体・保護観察所・医療機関などの関係団体や民間支援団体が効果的に支援できるよう、地域連携のためのガイドラインが発出された（２０１６年６月施行）。この一部執行猶予期間中は、保護観察所への通所、カウンセリングや簡易薬物検査を受けるなど公的な機関の監視を受け続けるものであり、決して甘い制度ではないことを付記しておきたい。

（追記）

以上述べた事柄以外にも、行政がとるべき乱用薬物対策は山ほどあって多岐にわたり、それを全部実施しなければならない。それらは厚生労働省が担当する公衆衛生以外の分野にも及び、様々な官庁が分担して実施している。

このような考え方から、政府の薬物乱用対策推進会議は２０１８年（平成30年）８月、「第５次薬物乱用防止五か年戦略」を策定している。そういえば、１９９８年橋本内閣のもとに薬物乱用対策推進本部が設置され、当時麻薬課長として初の「薬物乱用防止五か年戦略」の取りまとめ役を仰せつかってから、20年程が経過した。

この間、関係各省庁が緊密に連携して薬物の需要と供給の両面から総合的な乱用防止対策を推進した結果、覚せい剤事犯の検挙人員は約2万人から約1万人に半減させるとともに、第4次五か年戦略の期間中に深刻な社会問題となった危険ドラッグの乱用についても、政府一丸となった徹底的な対策を講じた結果、2015年（平成27年）7月の時点で200余の危険ドラッグ販売店を全滅させたと報告されている。そういえばあれほど続いた危険ドラッグに関するマスコミの騒ぎも、今は何事もなかったかのように静まり返っている。

薬物乱用防止対策の難しいところは経験上、取締り、教育、啓発活動、中毒者治療、犯罪者矯正・更生、国際協力・・・と、どれ一つを取ってもそれだけで万全を期しがたいものがあるということ。このため行政的には、自ずと厚生労働省・警察庁・文部科学省・内閣府・法務省・消費者庁・財務省（税関）・外務省・海上保安庁・総務省による総力を挙げた対策が必要となる。

三十年の霞が関生活を振り返ってみると、他官庁との関係は、そればかりではなかったはずだが、権限や予算の奪い合いと嫌な仕事や責任逃れのための押し付け合い、いわゆる消極的権限争いばかりが強く印象に残っている。そんな民間企業には見られない競い合いを官僚の世界のエネルギーの根源と思いなして暮らしていたが、今にして思えば、少なくともこの薬物乱用防止対策だけは、現場レベルも含めて例外的に各省庁間の緊密な連携が実現していたように思われる。

第四部

誰だ！
ヤクを創った奴は？

第20章　アヘン（阿片、鴉片）

欧米で花と言えば草花が相場だが、日本では古来花木とされてきた。欧州についてみると冬が長くて寒く、夏は非常に乾燥するため、種や球根などの休眠状態で乗り切る一年生の植物が多い。一方夏冬に適度の湿気があり休眠状態になる必要のない日本、中国などの東アジアでは、花木が豊富と言われる。

そんな花木の中で、牡丹、梅、桃、木蓮、山査子《さんざし》、杏、山茱萸《さんしゅゆ》などは、いずれも古い時代に中国から来た美しい花であるが、もう一つ共通点、当初薬用目的で渡来したことはあまり知られていない。「花より団子」と言うことわざもあるが、「花より薬」と言ったところか？それほど傷病に対処する薬への希求は強いものがあり、それは今も昔も変わらない。

歴史を紐解くと、逆に中国から、徐福が紀元前3世紀に不老長寿の薬を求めて日本の各地を訪れたと言う記録がある。初の中央集権国家を樹立した秦の始皇帝の命を受けたものだ。徐福ゆかりの伝説は、現在の熊野市、新宮市、佐賀市、佐久市、富士吉田市など日本全国に散らばっている。欲しいものを全て手に入れることが出来た最高権力者が、人生の最後に求めたものが薬であったことは、薬の本質を物語っていると言えよう。

麻薬の元祖といえるアヘンも、スタートは薬用である。歴史的には、紀元前3400年頃メソポタミアで原料植物のケシが栽培されていたと言うし、紀元前1500年前にはエジプトで鎮痛剤用のアヘンが製造されていたことを示すパピルス文書が見つかっている。さらにギリシャとその文明を引き継いだローマ帝国でも、鎮痛剤・睡眠剤として使用され、その後ももっぱら医療目的で使用されたため、イスラム交易圏やシルクロードを通じての交易の対象品として扱われている。

一方日本には、室町時代に南蛮貿易を通じてケシが持ち込まれて青森で栽培されたため、「津軽」と呼ばれたとされている。その後のケシ栽培については、第7章において戦前の様子を少し紹介したが、戦後も国連・厚生省の厳格な管理の下に、和歌山・岡山・大阪などで生産技術の伝承の意味で限定的に生産され、また国や大学などの試験研究機関でも栽培が続けられている。

私の現職当時、日本政府がインドから医療用アヘンを購入していたので、麻薬課員がデリー東部のガジプールにある大蔵省歳入局直轄のアヘン製造工場へ出かけて、出荷予定のアヘンから検定用のサンプルとなるタール状のアヘンを採取して封印し、日本に送ると言う世にも稀な出張があった。

と言うのは、日本の場合アヘン法に基づき国がモルヒネの原料であるアヘンをインドから一元的に輸入して、これを製薬会社に売り渡すことになっている。その時、アヘンに含まれているモルヒネの量が気候、産地及びその他の要因で変動するため、モルヒネの含有量を内外の試験研究機関で測定し、それによって国が製薬会社に売却するアヘンのキログラム当たりの価格が変動したからである。

１９９９年、そのアヘン工場の門前に到着した私は、カービン銃を肩にした門衛の間をおっかなびっくりで通り抜け、工場、と言っても昔の小学校の木造校舎のような、どちらかと言うと巨大な掘っ立て小屋を目にした。

まず目についたのが、工場の屋根や周りを取り囲む塀の上で十数匹の猿がピョンピョン跳ね回っている姿。そしてよく見ると次々に地上に飛び降りて、辺りの排水を手ですくって口にしている。何がきっかけで猿達がこの「アヘン水」を飲みに来るようになったのか分からないが、アヘンに嗜好性・依存性があることが問わず語りに確認できた思いだった。

このようにケシは有史以来人の手で育てられ、古くは赤ちゃんの夜泣き防止に使われたとパピルスに記述されている。少なくともアヘン戦争なかりせば、またモルヒネが抽出されて鎮痛剤として使われていなければ、若干の依存性問題はあったにせよ、そのまま医療上ごく普通に使われていた可能性もある。

第21章　モルヒネ

そんなアヘンについては、人類の歴史上大勢の研究者が、長きにわたって医学・薬学上の関心を寄せた。そしてその有効成分を化学の力で突き止めてアヘンから取り出した上、モルヒネと命名したのは、ドイツの若い薬局薬剤師助手のゼルチュナー（１７８３―１８４１年）。１８０４年のことで、ギリシャ神話の睡眠と夢を司る神モルペウスにちなんでの命名と言われている。彼はラットや犬を用いてモルヒネが睡眠を誘発することを見つけ、また自身のひどい歯痛に使ってみて、劇的な鎮痛効果があることを発見している。

モルヒネの生みの親をゼルチュナーとすると、育ての親はアイルランドの医師リンドといえよう。彼が１８４４年に中空の針を発明して、神経痛の女性患者にモルヒネの皮下注射を行って以降、この治療法はあっという間に欧米各地に広がっている。

その鎮痛効果について、あるがん患者の知人は「山本さん、モルヒネはすごい。何しろ注射針が入るか入らないか分からないぐらいで、がんの激痛がうそのように引くのですから・・・」と教えてくれた。

しかしモルヒネの皮下注射が歴史に名を留めることになるのは、むしろその17年後にアメリカで勃発した南北戦争（Civil War，1861―1865年）。この戦争は、教科書的には勝利した北軍のリンカーンが戦後奴隷解放宣言をしたことで記憶されているが、その犠牲者は独立戦争（Revolutionary War，1775―1783年）の4400人と比べものにならないほど多い50―60万人と、アメリカ史上最悪の戦争と位置づけられている。

しかもその3分の2は、劣悪な医療環境、具体的には身体切断術の施術とそれに伴う細菌感染によるものとされ、最新のモルヒネ皮下注射によるモルヒネ中毒患者をも多数作り出している。

それ以前、アメリカには中国人移民によるアヘン中毒がもたらされていたが、それでもアヘンは強い規制下には置かれておらず、しかも驚くべきことに当初モルヒネにはアヘンのような依存性はないと考えられていた。

そもそもアメリカでは南北戦争以前、医師がモルヒネを頻繁に処方することはなかったが、この戦争以降はデパートで手軽にモルヒネを注文することが出来るようになり、やがてモルヒネよりも強力なヘロインが登場するなど、今日に続くアメリカの「オピオイド社会」とも言うべき病理現象のスタート台となっている。ちなみにオピオイドとは、ケシから分離されるモルヒネ及びその類縁物質やこれを原料として化学合成されたヘロインなどの物質群を指し、その多くは鎮痛、陶酔等の作用を持っている。

ところでモルヒネを発見したゼルチュナーの経歴を聞いて、大学や製薬会社の研究所でなく、街の薬局？　薬剤師？と疑問に思われた方が居たとしても不思議ではない。普段我々が訪れる街の薬局やそこで働く薬剤師を思い浮かべると、とても想像できないのが当たり前だ。その疑問に答えるには、この時代のもう一人の薬局薬剤師に登場してもらうと分かり易い。

それはスウェーデンの薬局薬剤師カール・ヴィルヘルム・シェーレ（1742—1786年）である。彼は酸素を発見したことで有名だが、その他に、金属を中心とする多数の元素（バリウム、塩素、マンガン、モリブデンなど）や有機酸（酒石酸、尿素、乳酸、クエン酸など）・無機酸（フッ化水素酸、青酸、ヒ酸など）を発見している（著者注：酸素はシェーレに遅れてイギリスの研究者ジョゼフ・プレーストリーも発見したが、シェーレの実験結果の報告が遅れたため、現在では酸素の発見者はプレーストリーとされている）。

当時の薬剤師はゼルチュナー、シェーレに限らず、薬局内に化学実験の装置を持っていて、医薬品の精製はもとより、今日の化学的知識を得る原点とも言える実験方法を採用して、自らの研究テーマを解決したのだ。

どうして当時の薬剤師にそんなことが出来たのか、その基盤を探って置こう。欧州においては、医師と薬剤師がその各々の業務と責任を分担する医薬分業が古くから根付いていたことが挙げられる。その証拠に医薬分業をリードしてきたドイツでは、いまだに街角の一等地に当時の面影を伝える重厚な薬局が残っている。

ついでながら、欧州の薬局における医薬品研究・調剤業務がその後の製薬会社における医薬品研究開発・生産活動の母体となったことにも、注目するべきである。一方日本の主な製薬会社は江戸時代の薬種商という流通業が母体となって明治時代に誕生した点が根本的に異なっており、その後の医薬品産業の在り方に大きな差を生んだと考えられる。

第22章　ヘロイン

ヘロインと言えば、モルヒネの作用をさらに強烈にした極悪非道の乱用物質と説明するのが相場だが、食品・医薬品の安全問題、環境問題などを経験した私からすると、DDT、PCB、フロンガス、キノホルムなどの化学物質との類似性も気になる。

というのも、ヘロインを含むこれら5物質はいずれもアヘンやモルヒネなどの天然物と異なり、自然界に存在しない人工物であり、有機化学の産物である（著者注：有機化学とは、酸素・水素や金属などの無機物と異なり、生命体しか作り得ないタンパク質・炭水化物・脂肪などを研究する化学を指す）。これらが化学の力で誕生した瞬間、その開発研究者は歓喜の叫びをあげ、世間の人はその有用性に大いなる期待感を持ってこれらを迎えたが、ヘロイン以外の4物質は今や闇に葬り去られて、最早人々の記憶からかき消されてしまっている。ところが、ヘロインは闇の世界で今だにうごめいている。

まずDDT。これは1873年にオーストリアのオトマール・ツァイドラーが合成し、1939

年にスイス・ガイギー社のパウル・ヘルマン・ミュラーが殺虫効果を発見した有機塩素系の殺虫剤・農薬である。この物質は、人口増加に伴う将来の食糧難に対処する上で、穀物や野菜の害虫を駆除できるとして、１９４８年にミュラーがノーベル生理学・医学賞を受賞している。しかしその環境残留性、生体濃縮性、発がん性などが問題となり、多くの国で使用が禁止されている。

次いでＰＣＢ。１８８１年にドイツで合成され、日本では１９５４年に生産が開始された絶縁体で、熱に対して安定で耐薬品性に優れているので、変圧器・コンデンサーの絶縁油、可塑剤、塗料などに幅広く用いられた。しかし、毒性が強く、脂肪組織に蓄積しやすいなどの性質があり、日本では１９６８年に起きたカネミ油症事件をきっかけに生産・使用を中止する措置が取られている。

一方フロンガスは、１９２９年にアメリカで家庭用冷蔵庫のアンモニアに代る冷媒として開発され、毒性がなく化学的に安定でかつ熱に強いので扱いやすいという理由で開発当時「夢の化学物質」などともてはやされた。しかし化学的に安定という特性が裏目に出て、空気中に放出されると分解されることなくオゾン層にまで到達して、これを破壊することが指摘されると、国際的に規制されることになった。

最後にキノホルムは抗真菌・原虫作用を持つ整腸剤、下痢止め薬として、医療用・一般用医薬品として汎用されたが、１９６０年代に日本で多発したスモン（ＳＭＯＮ：Subacute myelo-optico neuropathy：亜急性脊髄視神経症）の原因であると判明し、１９７０年にその製造販売・使用が停止となる措置が取られた。のちに医薬品副作用被害救済制度が設けられるきっかけとなっている。

そこでヘロインはと言うと、１８７４年イギリスの聖マリア病院に勤務するＣ．Ｗ．ライトがモルヒネに化学変化を加えて合成し、１８９０年に独バイエル社が別の方法で合成したものを商品化したもの。気管支炎・慢性の咳や喘息、果ては肺結核にまで効果があると発表した。

当時ヘロインは「モルヒネと異なり依存性がなく、どのような病気にも効く副作用のない奇跡の薬」として国際的に紹介され、ドイツではその後30年間、医療用・一般用医薬品として自由に入手可能であったとされている。ヘロインのネーミングがギリシャ語のヘロス（ヒーロー）に由来すると知ると、その頃のドイツ国内における期待感が伺えようと言うものだ。

このヘロイン、覚せい剤と並んで、前記４物質に先んじてこの世から葬り去りたいところは山々だが、各国が麻薬を取り締まる法律でその製造・販売・使用などを禁止しているにも関わらず、今もって闇の世界で生きながらえている。依存性のある薬物の場合、依存患者とヤクを供給する悪者に対する規制の難しさを物語る、象徴的な物質である。

第23章　覚せい剤

覚せい剤を創ったのは日本の薬学の祖と言われる長井長義。彼は、幕末阿波国徳島藩の御典医の家系に生まれ、明治の初期にドイツ留学から帰国した後の国立衛生試験所所長時代、日本初となる西洋薬の医薬品試験法を策定したほか、中国伝来あるいは日本で改良が加えられた漢方薬・生薬の成分の研究に力を注いでいる。

中でも帰国翌年の１８８５年（明治18年）に、早くも漢方処方葛根湯の主要生薬である麻黄《まおう》から喘息薬エフェドリンを取り出して化学構造を決定するとともにその化学合成に成功し、日本の天然物有機化学の歴史上、輝かしい幕を切って落としている。ちなみにエフェドリンとは、麻黄の学名Ephedrae からきている。

長井はその後エフェドリンに化学反応を加えたメチルエフェドリンについても、同様の研究を行っている。この物質こそが一般名メタンフェタミンと呼ばれ、戦前ヒロポンの商品名で疲労・倦怠感を除き、眠気を飛ばすために使用する大衆薬として商品化されたもの。しかも戦前軍用に使われ、さらに戦後は乱用薬物として悪名をとどろかせるという特異な現象を巻き起こすことになる。

そんなことから端的に言うと覚せい剤乱用の発祥の地は日本であり、だからこそ、覚せい剤取締法という世界に類を見ない特殊な法律ができてしまったと思い込んでいた。また第二次世界大戦の同盟国ドイツで、フランス国境で塹壕を掘る兵士やロンドンへ夜間爆撃するパイロットにメタンフェタミンが与えられたのも日本軍関係者からの情報提供の結果と理解していた。

ところがつい最近入手したノーマン・オーラー著「ヒトラーとドラッグ　第三帝国における薬物依存」に、思いも及ばなかった覚せい剤の歴史が記されていた。

この本によると、事の起こりは１９３６年のベルリンオリンピック。この大会でアメリカ製の「ベンゼドリン」（メタンフェタミン類似の覚せい剤アンフェタミン製剤）が、当時は合法のドーピング剤として使われ、新時代の幕開けを告げる薬物として世界の耳目を集めていた。

この話題に関心を持った独テムラー社の化学主任フリッツ・ハウシルト博士は、別途長井の研究論文に着目して１９３７年にメタンフェタミンの新しい合成方法を見つけた。同社はこれを製剤化して、ベンゼドリンをはるかに凌駕する賦活剤を「ペルビチン」という商標名で上市した。１９３８年になると、ベルリン中の広告柱、路面電車の側面、バスや都市近郊鉄道、地下鉄の車内にペルビチンのポスターが張り巡らされたという。

そしてこのペルビチンは、あっという間にドイツ国内のあらゆる社会集団に浸透し、ある心理学者はその様子を「学習者は試験のストレスに耐えられるようにこの薬剤を服用し、電話交換手や看護婦たちは夜勤をきちんとこなすために、そしてきつい肉体労働や精神労働に携わる者は最高のパフォーマンスを得るべく、ペルビチンに手を伸ばした。」と表現している。

このペルビチンの記事に反応したのが、国防生理学者ランケ。時あたかもヒトラーがポーランド侵攻の準備を始めた時期で、ランケは真の敵を東部戦線のロシア人でも西部戦線のフランス人でもなく、兵士の疲労と眠気こそが最大の敵と認識していた。

そこでランケは、医学生150名にペルビチン、カフェイン、プラシーボ（偽薬）のいずれかを服用させて、一晩中数学その他の問題を解かせるブラインドテストを実施している。その結果ペルビチンが疲弊した部隊を奮い立たせるのに最適な物質であるとして、兵士の必携品リストに加えようとしたが上司の理解が得られず、国防軍に公式にペルビチンが配給されることはなかった。

しかし現実には、ポーランド侵攻に備えて軍医たちが薬局の在庫の買い占めに走ったと伝えられている。そしてある軍医は、ペルビチンを支給された部隊は支給されなかった部隊をはるかに上回る戦果を挙げたと報告している。

その後ペルビチン依存は軍の外にも蔓延し、その様子は老若男女を問わず「ボンボン菓子をつまむように気楽に飲んだ」と表現されており、いわば「国民ドラッグ」の位置を占めるに至ったとさえ言われている。

これに対し、帝国保健局は服用によって得られるメリットはその後の悪影響によって相殺されるとの考えから、国民全体がペルビチン漬けになることを防ごうとし、軍部にもその対処を要求した。

しかし軍部から、一時的にせよ戦力が増強されて兵士の疲労が打破される恩恵を手放すわけにはいかないと、いらぬ干渉扱いされている。これにより、ドイツ国防軍は、薬物に自らの命運を賭けた世界初の軍隊の道を歩むことになる。

そのうえヒトラー自身も、主治医モレル医師から死の直前までペルビチンはもとより、鎮痛剤オキシコドンその他薬物漬けの日々であったことが、オーラーの「ヒトラーとドラッグ」に克明につづられている。ヒトラーと言えば、残された映像によると手の震えが目立つことから、パーキンソン病にかかっていたとする説があったが、この説を覆すものとなっている。

話を日本に戻すと同時期、敵陣に近づくための夜間の塹壕掘り、徹夜の軍需工場生産、それに敵地を空爆するための長時間の夜間飛行を続ける兵士などに使わせたに違いないが、戦後軍関係の書類は一切破棄されているので、オーラーの仕事に匹敵する日本の資料は見当たらない。

なお長井家のご遺族の話では、このような使用方法に気付いた長井は、日頃勤労意欲の少ない人に服用してもらい、同様の効果を確かめたという。まだ日本には今日のような比較臨床試験法などのない時代のことである。

覚せい剤は使用を重ねるうちに効果が薄れて使用量が増加し、効果の遅い錠剤より早く効果の現れる注射、中でも皮下注射から静脈注射へと移行するといわれ、残念ながら現在も乱用が続いている。

第24章　大麻（別名：麻）

「アサ」という言葉に初めて出会ったのは小学校の頃、マニラ麻だったと記憶している。大きな貨物船や客船を港に係留するためのロープや麻袋が作られるというから、いわば最強の繊維原料だ。しかし実はマニラ麻はバショウ属バショウ科に属していて、分類上大麻とは別物。古くから繊維が取れる一般的な作物である「麻」にちなんだネーミングなのだ。マニラ麻は高さが6メートルにも達して、姿形はむしろ同族のバナナに似ている、フィリピン原産の植物だ。

一方大麻の原産地は中央アジアであるとされている。繊維や種子を採取するために、その栽培は黒海北方ドナウ河地域を経てヨーロッパに、また小アジアを経て地中海に広まり、以後その他の地域にも広く伝播している。そのような事実は、紀元前5世紀のギリシャの歴史家ヘロドトスが、「スキタイ人が大麻の葉をあぶり、その蒸気に浴し歓喜に酔いしれている」と記述している。

大麻が日本に、いつ頃どのような経路をたどって入ってきたのか明らかではないが、縄文遺跡から大麻製の衣服・縄が出土しているし、平安時代には、絹・綿と並んで麻布が市場で取引されていたというから、古くから生活に欠かせない身近な代物であったと言えよう。
そういえば令和元年11月、平成からの代替わりに伴う皇室行事「大嘗祭《だいじょうさい》」が執り行われた。このために献上される麻織物「あらたえ」のために、大麻の種を4月にまき、7月に3メートルに伸びた茎から葉を落として熱湯にくぐらせて、繊維を得て糸を紡ぐ行事が古代から続いているという(徳島県美馬市、旧麻植《おえ》郡)。このこと一つを取ってみても、大麻が古くから、いかに日本人の生活に密着していたかを物語っている。

時代が進んで鎌倉時代になると、質実剛健の気風が重んじられたこともあって、絹布に代って麻布が普及した。江戸時代に入ると武士の麻袴の使用が盛んになるとともに、農家が自作の大麻で衣類を作ることが一般化したという。麻田、麻布、麻生などの地名はその産地の名残りに違いない。

衣類以外にも、漁網、畳経糸、蚊帳、下駄の鼻緒、カイロの灰、果ては悪霊払いのおがらに至るまで、その用途は尽きるところを知らない。個人的には大学時代に弓を引いていたので、麻で作ったあの強靭な弦の感触は今も懐かしいが、洋弓にも使われていたかは寡聞にして知るところではない。

大麻を創ったのは神様かも知れないが、現在作っているのは誰かと問われれば、日本の場合、許可を受けた栽培農家・研究者と不法栽培者と答えざるを得ない。しかしそれ以外にも大麻は自生しているし、どうやら人類が地上に姿を現すより以前から、世界各地に自生していたらしい。

医療の目的では、江戸時代の民間療法として淋病や便秘に使われ、一部に麻酔薬としての利用もあったというが、第二次世界大戦以前の日本では大麻の乱用は全く知られていない。その理由は日本産の大麻の場合、向精神作用の原因であるテトラヒドロカンナビノールの含有量が少ないことが一因ではないかという説がある。

ともあれ日本での大麻乱用は、戦後米軍基地周辺で米兵や彼らと接触する者にほぼ限定されており、本格的な社会問題になるのは、１９６０年代以降米国を初めとした世界各国の風潮となってきた時期と一致している。

そんな大麻であるが、少なくとも日本では、第９章で述べたように１９４８年以降大麻取締法で規制対象（それ以前は麻薬として取り締まられた）としている。これは無論麻薬単一条約の定めるところと一致している。ところが目を海外に転じると、合法ないし一部の州などで合法という国もあれば、非合法だが犯罪とみなさない国や、非合法としつつも法的強制力のない国もある。

例えばオランダでは、コーヒー・ショップでコーヒーを飲みながら大麻を吸えるほど大麻規制が緩いものだから、近隣の国から若者が大麻目的で訪れドイツやフランスの規制当局から反対の声が上がっている。また現にそんな緩い規制に対して、オランダのＮＰＯ法人が「Stop The Coffeeshop, No Drugs Paradise」のプラカードを掲げているのをどこかで目にしたことがある。もっとも最新情報によると、有名コーヒー・ショップ「Mellow Yellow」が政府による立地条件などの規制強化に伴って閉店に追い込まれるなど、１９９０年代に３５０軒を数えたものが１７０軒足らずにまで半減したと伝えられている。

乱用薬物の国内規制について、これほど国毎の規制の強弱に差があるのは大麻位であり、この違いが様々な問題を投げかけている。麻薬単一条約に収載されていて国際協調が図られているはずなのに、どうしてこんなことになっているのか、なってしまったのか、整理してみよう。

オランダ政府は薬物乱用防止に関する考え方として、厳しい政策で薬物乱用を追放することは不可能との前提に立って、

① この問題は公衆衛生問題として捉えるべきで、犯罪と捉えるべきではない。
② ヘロイン・コカインのようなハードドラッグと大麻のようなソフトドラッグは、明確に規制を分けるべきである、

という二原則を掲げている。

その心は、薬物乱用者が多すぎて、もし厳しい大麻規制を導入すると闇市場にハードドラッグが出回ってもっと悪い状況を迎えてしまうのを恐れ、むしろ行政の管理下に置いた店でのソフトドラッグの販売を認め、結果的にハードドラッグの厳格管理による薬物乱用防止策（ハームリダクション）が実際的、と考えているようだ。

それでは何故オランダはそんな状況を迎えてしまったのだろうか?ことは17世紀にさかのぼる。オランダはイギリスと相前後して東インド会社を設立した。以後アヘンやコカインの製造・管理・販売した収益は、国の財政に大いに寄与したと言われている。

但し、先に見たアメリカの南北戦争（１８６１－１８６５年）でモルヒネ中毒者が多発したような現象は、その直後の普仏戦争（１８７０－１８７１年）下のプロシャ・フランスでも同様のことが経験されたにもかかわらず、オランダでは経験されていない事実がある。

それなのに何故?直接的な資料が手元にないので、ここからは私の勝手な仮説を述べてみたい。オランダのロッテルダムは今でも世界最大の貿易量を誇る港湾都市であり、東インド会社の隆盛に伴って荷役作業は膨大なものとなった。そんな重労働をあの欧州人が引き受ける分けもなく、インド人が次いで中国人が連れてこられ、後にこのような人たちは苦力（クーリー）と呼ばれた。

その背景には、奴隷制度が廃止された結果、19世紀後半の欧米諸国において労働者不足が目立ち始めたようだ。苦力は、いわば黒人奴隷に代る労働力として売買されたものだ。何しろクレーンや運搬車のない時代、荷役の仕事を担う人たちが働かなければ、港は機能しない。

ちなみに戦後の日本でも神戸・横浜などで荷役作業に携わる人とその口入稼業の人達の間でヘロイン中毒が広まった経験があるが、オランダの港でも苦力がアヘンの乱用を持ち込んだと考えられる。ちょうどアメリカで大陸横断鉄道を敷設するに際して連れてこられた中国人苦力がアヘン乱用を持ち込んだのと軌を一にしている。

そんな時、厳格一辺倒の乱用防止対策は、国家的事業と言える貿易を支える港湾機能をマヒさせかねないもので採用できるはずもない。せめてヘロイン・コカインなどのハードドラッグには厳しく対処しつつ、諸外国から何と非難されようとも、大麻などのソフトドラッグには寛容とも言える施策を取らざるを得なかったのではないかと考えられる。

オランダと言えば、1912年に初の薬物統制を目指すハーグ国際阿片会議が開催された国であり、また麻薬委員会の前身となる阿片及び他の危険薬品の取引諮問委員会の事務局が置かれるなど、そもそもこの問題に関して意識の高い国であったはずである。

江戸時代の鎖国期間中も貿易で付き合ってきたこの国は、その後も大切な友好国であり、個人的にも大切な友人の国であるだけに、気の毒としか言いようがない。薬物乱用問題が、どこまでも歴史を引きずって扱いにくいことを示す証左とも言えよう。


次にG7の中で初めて嗜好用の大麻の使用解禁に踏み切ったカナダについて、その背景を見ておこう。

カナダではかねてから少年の大麻使用率が先進国中最悪で、大人の使用は合法化しつつ、未成年への譲渡を厳しく禁じると同時に、若者対策に力を入れようとする機運が巻き起こったという。

具体的には、2015年秋の総選挙で、当時野党・自由党の党首で現首相のジャスティン・トルドーが「今の禁止規制は機能していない」とそれまでの政策を非難し、合法化を公約に掲げて勝利した。その上でトルドー政権は初の議会で嗜好用大麻の合法化の方針を発表し、専門家委員会などの議論を経て、2018年6月議会が法案を可決している。

このような動向について、「大麻は取り締まるより合法化、カナダの壮大な社会実験」ととらえる記事を目にしたことがある。これについて2018年11月に開催された麻薬委員会で、国際麻薬統制委員会（INCB）のビロジュ・スムヤイ委員長は、カナダを「国際的な薬物統制の法的枠組みに明らかに違反し、合意された国際的な法的秩序を尊重せずこれをないがしろにするもの。」として厳しく非難している。

最後にWHO依存性薬物専門家会議のメンバーであった鈴木勉星薬科大学特任教授は、最近カナダで嗜好用大麻の合法化に関する実情調査を実施して、次のようなコメントを残している。

「カナダでは国民の40％が大麻使用歴ありと答えており、規制があっても実は野放しの状態で、その現状に照らして法整備がなされたという。ある程度の規制をかけて酒、たばこ並みの規制がなされたが、まったく自由という訳でなく、30ｇ以上の所持は禁止されていて、18歳未満の若者を大麻から守ることにも力をいれている。なお大麻成分の一つであるカンナビジオールを化粧品などの製品に用いた産業が盛んで、大麻関連産業には、22％の税がかけられている。

大麻をソフトドラッグと捉えてその使用をある程度容認してヘロイン・コカインなどのハードドラッグの乱用を防ぐという考え方と、大麻をヘロイン・コカインなどの乱用に至るゲートウェイドラッグと捉えてこれを規制することによってハードドラッグの乱用を防ぐという考え方があるが、各国の乱用の実態を見るに、ソフトドラッグの乱用とハードドラッグの乱用は明らかに比例している。大麻を規制するべきことは論を待たない。」

第25章　コカイン

「コ」と「カ」のたった二音を聞いてコカインを思い浮かべるのは、誰あろう薬物乱用者。局所麻酔剤を思い浮かべるのは、歯科医師・薬剤師・製薬会社員。そして清涼飲料コカ・コーラを思い浮かべるのは、一般消費者。

それにしてもコカ・コーラ、1886年米国アトランタ生まれの世界的飲料で、知らない人は居ないと言っていいくらいだ。生みの親はジョージア州の薬剤師のジョン・ペンバートン氏。

コカの葉の抽出液の入ったソフトドリンクが発売されると、比較的安価であったこともあって中流の労働者階級の間でもてはやされて爆発的に広まった。やがてコカインの乱用による弊害が明らかになったため、百年以上前の1906年にコカインの代りにカフェインを入れたものに置き換えられて現在に至っている。

コカの原産地は南米西部のアンデス地方とされ、原住民の木を意味する言葉 Khoka が語源と言われている。この辺りでいつ頃からコカ葉を咀嚼する風習が始まったのかは明らかでない。少なくとも11世紀以前から貴族社会で宗教儀式の中で用いられるようになり、次第に山岳地帯の厳しい環境下で生きていくための高山病対策として、葉をお茶のようにして飲んだり、少量の石灰と混ぜて噛んだりしているようだ。

このコカ葉をヨーロッパに伝えたのは、16世紀にインカ帝国を征服したスペイン人。しかしその当時はほとんど注目されることがなかったが、1860年にまたもやドイツの化学者アルベルト・ニーマンがその成分を精製抽出してコカインと名付けると欧米の医学者がその医学的用途を研究し、お決まりの「万病に効く驚異の薬」と評価したため、欧米各地に普及した。

その後1888年に、水に溶けにくいコカインを化学処理して水に溶けやすくした塩酸コカインに局所麻酔作用があることをドイツの医師コラーが発見し、皮膚や粘膜に塗るだけで吸収されて麻酔が出来る表面麻酔での有用性が明らかになると、その使用は全世界に広まった。この用途は歯科領域で汎用されていたが、今日では化学構造の類似したリドカインやキシロカインが使われている。

一方1860年代の前半に、コカインに発揚効果が明らかにされると、フランスの化学者マリアニが、コカ葉抽出液入りのワインを開発し、滋養強壮・気分爽快・疲労回復などのキャッチフレーズで販売されると、欧米各国から注文が殺到したという。さすがフランスと言いたくなる。その後もアメリカでコカ抽出液入りのチューインガム、茶、タバコなどが開発され、冒頭で述べたコカ・

コーラへとつながっている。

ところがこの頃からアメリカで、鼻カタル用の粉末やスプレー式の吸入薬に塩酸コカインを用いた大衆薬が販売されると、快感を得る目的での乱用が始まるなどコカインの乱用が広まり、さらにヨーロッパでも第一次大戦中にコカイン常習者が増加している。

さらに悪いことには、当時コカインをアヘン・モルヒネ・アルコール中毒者に与えるとそれらの中毒から脱却出来るとの考えが出され、中毒が治るどころか、新たにコカイン中毒が加わる結果となった。

その後第8章で述べた米国ハリソン法によりコカインの製造・販売・所持に法規制をかけて要処方せん薬としたところ、乱用は一旦沈静化したが1970年代に入ると再び乱用が増加・拡大している。

なお日本ではこれまで欧米ほどのコカイン乱用を経験していないと言って差し支えないが、国際連盟脱退演説（1933年、ジュネーヴ）をした、あの松岡洋右代表（後の外務大臣）のケースがつい思い浮かぶ。

彼は、昭和天皇に戦争の早期終結を唱えた「近衛上奏文」で知られた近衛文麿首相の下で外務大臣を務めるなど、第二次世界大戦に深くかかわった人物として知られている。そしてどの資料を見ても、饒舌を通り越して話し始めると止まらない人だったと伝えられており、その饒舌は、アメリカ留学時から愛好していたコカインの覚醒作用によるものというのが通説らしい。

例えば菅原通齋氏は、次のように述べている。

「1941年、（中略）ベネチア宮殿で松岡外相と会見することになっていたイタリア首相ムッソリーニは、約束の時間を一時間過ぎても外相が訪問しないので不審に思い、警視庁に調べさせたら、ホテルのペネット広場に面した最高の部屋のベッドの上で多量のコカインを吸飲して、前後不覚になっていた。」

「松岡は、いつも右ポケットにコカインの包みを入れておき、人前でも平気で包みを開いて、名刺の端ですくい出し、水に溶かしてスポイトのようなもので鼻にさしたり、眼にさしたりしていた。あの雄弁な、三時間も立て続けにしゃべりまくる松岡も、巣鴨プリズンに入れられてからは、コカインがないのでションボリしてしまった。」

この手の話、敗戦の年に生まれた私には想像をたくましくして書くしかないが、戦前各国間でスパイが横行していた時代、外交官なら色々なルートから違法のコカインも容易に入手できたはずだ。今日においてすら、外交特権に守られた外交文書の中にコカインを忍ばせれば国境をやすやすと突破できると想像すると、「さもありなん」とつぶやきたくもなる。

第26章　向精神薬

向精神薬とは、精神科疾患に用いられる薬はもとより、中枢神経系に作用して精神活動に何らかの影響を及ぼす薬物の総称。ヘロイン・モルヒネ・アヘン・大麻・アルコールのような抑制剤、覚せい剤・コカインのような興奮剤、それにＬＳＤのような幻覚剤などに分類することが出来る。ヘロイン・モルヒネ・アヘン・大麻・覚せい剤・コカインについては、既に述べたので、ここではその他の向精神薬について述べる。

精神や行動に変容を来す物質は、コカインや大麻は元より、古くから魔術・宗教儀式に用いられた歴史がある。一例を挙げれば、地中海地域から中国西部にかけて自生する、マンドラゴラという日本ではあまり聞かないナス科の植物は、根に幻覚・幻聴を起こす神経毒が含まれており、魔女が魔術・呪術に使ったとされている。

くすりに携わる者の常として、精神に作用する物質を突き止めて疾患の治療に寄与することは長年の夢であった。くすりの歴史を紐解くと、古くは痛みにモルヒネ、感染症には抗生物質と医学薬学の進歩が医療に寄与した。また最近では糖尿病・高血圧・高脂血症などの生活習慣病にはそれぞれの薬が開発され、人類最大の課題であったがんについても、手術・化学療法剤・放射線治療に続く第四の治療法として、免疫療法が登場するなど目覚ましい進歩が経験された。

そのような視点で精神に作用するくすりをながめると、鎮痛薬などと比べてわずか百五十年程の歴史しかなく、ようやく最近くすりらしいクスリが使えるようになったといえる。過去において研究者は化学物質が脳に到達しにくい現象を観察して、脳血管関門（ＢＢＢ：Blood Brain Barrier）という概念を打ち出し、多くの化学物質はこの関門を通りにくいので、精神に作用するくすりは作りにくいと考えられていた。

例えば統合失調症（著者注：以前はドイツ語を直訳して精神分裂病と呼ばれていた）に対処する薬は二十世紀半ばになっても、世界中どこを探しても存在していなかった。日本について言えば、患者は明治以前であれば座敷牢に閉じ込め、明治以降も有効な手立てなしに病院に留め置く、いわゆる社会的入院を強いられる時代が永く続いた。おそらくどの国でも、大なり小なり同じような状態に置かれていたと思われる。

このような精神科治療の実態を一変させたのは、１９５２年にフランスで見出されたクロルプロマジンと言う薬。フランス人外科医アンリ・ラボリが手術の際に麻酔剤と抗ヒスタミン剤（アレルギー症状などに用いる）を併用したところ、偶然患者の不安や恐怖を抑えられたことに気づき、この抗ヒスタミン剤に化学構造が類似した薬を開発した製薬会社がクロルプロマジンに到達したと言う。

この薬を投与された患者の興奮状態を抑制し、幻覚症状の軽減に初めて成功すると、日本には１９５５年にいち早く導入された。そしてその後このクロルプロマジンに化学構造が似た薬はもとより、化学構造や作用様式の異なる薬が世界中の製薬会社によって次々と開発された。

このため今日では統合失調症の諸症状は、薬によって相当程度コントロール出来るようになり、日本でも長期の社会的入院をやめる方向が打ち出され、最近ようやく遅ればせながら通院治療が可能となった。

このクロルプロマジンの出現を踏まえて、いわば「出でよ。精神科病棟」とも言うべき政策を打ち出したのは、あのジョン・Ｆ・ケネディ米国大統領。１９６９年のことだ。当時米国では、精神病患者は約60万人が精神病院に、約20万人が精神薄弱施設に収容されており、しかも毎年約１５０万人が精神病院と精神薄弱施設において治療されていた。（著者注：精神薄弱は、今日では知的障害と分類されている。）

当時の様子をケネディ大統領教書は「患者の大多数は、時代遅れの巨大で超満員の州立病院にすし詰めの状態で閉じ込められており・・・」と伝えている。

ケネディの施策の三本柱はこうだ。まず第一に精神病と精神薄弱の原因究明、次いで第二に専門家の増強、そして最後に精神病者と精神薄弱者の対策を地域社会と直結させること目指そうというのだ。これにより、国を挙げて従来の監置的隔離という冷酷な対策を止め、地域社会での予防・治療・リハビリテーションの取り組みが始まった。

この取り組みを一言で言うと、「出でよ、精神科病棟」。ちなみにこれには、ケネディの姉がクロルプロマジンで良くなり、妹が脳の一部を切除するロボトミー術を受けた事実があったという裏話が伝わっている。

統合失調症の向精神薬の他にも、抗うつ薬・抗不安薬・睡眠薬・麻酔薬・抗てんかん薬など向精神薬の光の部分はそれぞれの分野の医療に朗報をもたらしているが、一方においてＬＳＤなど医療に用いられることのない向精神薬の依存性に基づく乱用問題が各国において引き続き深い影を落とし続けている。

依存性のある向精神薬は、もっぱら医療に用いられている点がモルヒネ・コカインと同列であり、麻薬及び向精神薬取締法の下で管理されている。

第五部

始めにアヘン戦争ありき
—国際問題

第27章　アヘン戦争異聞

民主主義の国において、民意を問う方法は2通りある。その1つは全住民が直接投票する方法であり、もう1つは住民に選ばれた人が投票する方法である。

直接民主制の起源は、紀元前800年頃の古代ギリシャとされている。今日では都市国家の伝統を持つスイスがその代表格。と言うのもこの国では、17世紀からずいぶん些細なことまでその是非を問う国民投票が行われ、その回数は今でも年間500件以上と伝えられている。

また最近では2016年にイギリスでEUからの離脱の是非を問う国民投票（Referendum）が実施され、離脱派が残留派を52%対48%という僅差で上回るという、大方の予想を覆す結果となり、2020年1月31日正式離脱した。このため、この国がどうなってしまうのか、先の読めない状況が今も続いている。

一方間接民主制は、近代では18世紀フランス革命によって議会が開設されたのがその始まりとされ、その後に開設されたイギリス議会が、日本を含む世界中の民主主義国家の模範とされている。

そんなイギリス議会だが、麻薬乱用問題に限って言えば、歴史上大きな疑問、というより汚点を残している。

18世紀後半から19世紀にかけて世界に先駆けて産業革命を果たしたイギリスは、製品の販売市場と原料調達の場を求めて東南アジアに進出し、東インド会社を設立・運営するなどインドを侵略・植民地化した。

当時のイギリスは清から茶、陶磁器、絹を大量に輸入する一方、清への輸出品は時計や望遠鏡など富裕層向けの物品しかなかったので、大幅な輸入超過であった。しかも産業革命に必要な資本の蓄積とアメリカ独立戦争用の戦費確保などのため、銀を蓄える必要に迫られていた。

このためイギリスは、インドのケシ栽培で得られるアヘンを清に密輸出することで輸入超過を解消することを目論んだ。今日アメリカのトランプ大統領が大幅な貿易赤字を解消するために躍起になり、中国の商品に対して重い関税をかける姿を見るにつけ、いつの時代にも貿易赤字の解消は、時の為政者にとって最大の課題であるらしい。

それはともかく清においては、イギリスが密貿易でもたらしたアヘンによって500万人を超える中毒者が発生する一方、イギリスには巨額の利益をもたらした。このためその解消に向けて広東に着任した大臣林則徐が、1839年にアヘン禁輸のためにアヘン商人に対し「今後一切アヘンを清国内に持ち込まない」旨の誓約書を提出するよう要求し、「持ち込んだら死刑」と通告した。またイギリス商人の保有するアヘンを没収の上、すべて処分した。その数量は1400トンを超えたとされている。

この事態に対しイギリス議会は開戦の是非を問うことになり、具体的には戦費を承認するか否かを票決することになった。議員の中には「アヘンの密輸」に反対し、「不義の戦争」に与するべきでないという声も少なくなかったものの、いわば「イギリス・ファースト」の声が勝り、出兵に必要な予算案は賛成２７１、反対２６２の僅差で可決されている。２６２人の良心がわずかな救いと言えなくもないが、２７１人もが中国人ひいてはアジアの民を永く敵に回すことになると気付かなかったことを物語っている。

そしてこの投票、たった5人が反対に回っていればアヘン戦争は回避されたかと思うと、民主主義のお手本国家イギリスは、歴史のターニングポイントをよくよく僅差の票決で迎える国だと言いたくなる。

この時代のイギリスは、国債を発行して戦費を調達する財政軍事国家とも呼ばれ、アヘン戦争を仕掛けてまで清を侵略した行為は、国家的麻薬密売団のそしりを免れず、元祖イギリス・ファーストと位置づけてもいいだろう。そしてそんな恥ずべき行為は対清にとどまらずアジア・アフリカのなど世界各国の途上国に及び、その動かぬ証拠が大英博物館の収蔵品だと考えられる。ちなみに、同様の問題を抱えているフランスのマクロン大統領は最近、ルーブル博物館の収蔵品について精査したうえ、正当な手続きで得られたという証拠がなければ収蔵品の返還に応じる旨を表明している。

ともあれ、アヘン戦争を契機として薬物乱用問題が初めて世界レベルで扱われるようになり、1909年に日本、イギリス、中国、アメリカを含む13か国が参加した、初の麻薬規制の国際会議が上海で開催された。そしてその結果を踏まえて、1912年にオランダ・ハーグでアヘン・モルヒネ・コカインなどの麻薬を規制する初めての万国アヘン条約が採択されている。(大麻製剤は1924―1925年に追加)

第28章　国際麻薬三条約

現在、麻薬や向精神薬などの乱用薬物に関する国際条約は、３つある。

前章で述べた万国アヘン条約成立後、およそ半世紀間様々な国の間で地域条約が締結された結果、いわば条約乱立状態となり、整理の付きにくい状況が続いた。このため１９６１年になって、それまでに出来ていた麻薬に関する９つの条約や協定を整理統合した条約が、ニューヨークの国連本部で締結された。それが１９６１年の麻薬に関する単一条約（Single Convention on Narcotic Drugs）であり、名が体を表している。

次いで第13章で述べた、向精神薬条約（Convention on Psychotropic Substances）であり、単一条約に遅れること10年の１９７１年にウィーンで締結された。これは単一条約が成立した前後から、従来のヘロインや大麻の乱用に加えてＬＳＤ、覚せい剤、睡眠剤など、単一条約の対象外の薬物の乱用が新たな問題として浮上したため、それらを規制するために、

①　単一条約に付表を追加する、

② 単一条約を改正する、
③ 新条約をつくる、

のいずれの道を選ぶか討議が重ねられ、その結果、単一条約の対象外の物質であって精神に影響を及ぼす依存性薬物（ＬＳＤ等の幻覚剤、ヒロポンなどの覚せい剤、それに睡眠剤など）を対象とする新条約をつくるという道が選択されたものである。

第三の条約は、麻薬及び向精神薬の不正取引の防止に関する国際連合条約（United Nations Convention against Illicit Traffic in Narcotic Drugs and Psychotropic Substances, 麻薬新条約）であり、これは１９８８年にウィーンで採択されている。

この新条約は、単一条約・向精神薬条約を補完する機能が期待されたものである。すなわち前の２つの条約は、乱用物質の流通を規制し、違反者を処罰し、さらに違法薬物を没収することを骨子としているが、薬物犯罪によって生じる莫大な利益を没収するには至らなかった。

このため、各国の捜査機関がいくら密売人を逮捕し薬物を押収しても密売組織に対するダメージは小さいため、密売組織を壊滅させることは困難であった。どうかすると莫大な利益によって組織が肥大化する傾向すら見られた。

麻薬新条約の骨子は、次のとおりである。

① 不正取引から得た財産の隠匿・偽装を犯罪とし、そのような財産を凍結・差押え・没収できるようにする

②　国外犯（国の領域外で行われた犯罪）を処罰の対象とする
③　税関で薬物を発見してもその場で差押えせずに通関させて追跡し、密輸入組織を一網打尽にする捜査手法（コントロールド・デリバリー：泳がせ捜査）を可能とする
④　麻薬等を製造するための原料を監視する

この条約案作りには、日本政府から外交官のほか法務省の検事、警察庁・厚生省から担当官が何度も派遣され、私もその一人として参加した。この条約の取りまとめ役は、何故かイタリア人の法学者。かつてジュネーヴで政府派遣の研修生としてＷＨＯに滞在していた頃に関わりのあったイタリア人の印象からして、何故あのイタリア人がこんな大事な会議をリードするのかと疑問に思われた。

しかし検討作業が進むうちに、欧州諸国においてはローマ法の伝統を持つイタリアが、この分野において一目置かれていると感じられた。そういえば日本の法律も明治維新後、フランスなどの大陸法系を引き継いでいるから、間接的にローマ法の影響を受けていると気づいた。

新条約に盛り込むべき新しい犯罪と国外犯は法務省、新しい捜査手法は警察庁、そして原料物質の監視は厚生省がそれぞれ担当した。

会議場は、一行が泊まったホテルのあるシュテファン広場から地下鉄で十数分、ドナウ川を渡ったところの国連の建物の一隅にあった。会議は何回も開催され結構長丁場だったので何度か徒歩で

通ったが、渡るのに数分かかるライヒ橋の欄干に「ヤク、〇〇〇—××××」と電話番号を告げる張り紙があった。世界の専門家が毎日麻薬撲滅のために侃々諤々の議論をしているすぐそばで、現実はこんなものかとあきれ返った記憶がある。

条約が効果を発揮するには、それぞれの国において国内法が整備された上、国会で批准してもらう必要がある。日本の場合、1991年に麻薬及び向精神薬取締法等の一部を改正する法律及び麻薬特例法が成立し、翌年批准している。そして第3章で紹介した、コントロールド・デリバリー手法を用いたMr. Matoriの成功事例に見たとおり、時間がかかっても捜査現場において条約批准の確かな効果が得られている。

第29章　麻薬関係の国際組織

一般に条約が出来ても、その履行状況を把握したり、各締約国との連絡調整にあたる常設会議やそのための事務局がなければ条約の求める機能が果たせない。

と言っても例外が無いわけではない。例えば自由貿易を促進することを主たる目的とする、世界貿易機関（ＷＴＯ：World Trade Organization）の前身の「ガット」の場合は、関税及び貿易に関する一般協定（General Agreement on Tariff and Trade）が成立したのにアメリカの反対で合意が得られず、国際機関なしで事実上の締約国団の活動と言う形を取ったことがある。

ついでながらアメリカという国には、第一次世界大戦中に国際平和を目指して国際連盟の設立を呼び掛けながら、とうとう参加しなかった過去があるから、最近のトランプ大統領の国際舞台における不思議な言動は、アメリカ人にとっては全然珍しくないのかも知れない。

それはともかく、麻薬分野においては、国連の麻薬政策に関する意志決定機関である国連麻薬委員会（ＣＮＤ：Commission on Narcotic Drugs）がある。この委員会は国連組織の中にあって、経済や社会問題全般に関して決議や勧告を行う経済社会理事会のもとに置かれている。戦後日本の麻薬行政の基本骨格について貴重なアドバイスをしてくれた米国人アンスリンガー氏も一時期、この会議をリードした形跡がある。

日本では麻薬課長がこの委員会に出席して、国際的な麻薬対策の討議に参加することになっているが、発展途上国からの出席者にとっては、先進国から資金協力、技術協力を取り付ける格好の機会でもある。

私が参加したのは1999年のことだ。参加してみて気付いたのは、歴史的・地政学にみて、ヨーロッパ諸国はアフリカ各国と、アメリカは南米各国とつながりが深い。その伝でいくと、日本はアジア諸国とのつながりが深く、国際協力も自ずとアジア諸国が中心となる。このような会議に出ると、欧・米・日が手分けして各国、特に近隣地域における発展途上国の様々な対策をリードする必要性が実感される。

このため私は、ゴールデントライアングル（タイ、ミャンマー、ラオスの3国がメコン川で接する山岳地帯）のアヘン密造対策の一環として、ミャンマーに対してケシの代替作物への支援をしたい旨を発言した。

また丁度この頃、日本では覚せい剤乱用者や事犯者などの検挙数が2万人を超え、国内的にはその対策に躍起になっていたが、日本以外の国が覚せい剤でそれほど悩んでいるようには思えなかったので、将来に向けて国際協力の観点から、日本以外の国における覚せい剤の乱用の可能性について警告を発しておいた。残念ながら、この警告は次第に世界各地で現実のものになりつつある。

各国の参加者同士が率直な意見・情報交換が出来るのは、最終日近くに開かれる懇親会の席。諸外国の役人は任期が長いので、何回も会議に出るうちにお互いに顔なじみになって、いわば「麻薬倶楽部」のメンバーのようだが、日本の行政官は2—3年でポストが変わるので、メンバー扱いしてもらえないのが辛いところだ。

そんな中で随行してくれた麻薬Gメンの管理職の懇親会での行動は、いまだに鮮明に覚えている。彼の専門は確か中国語だったはずだが、仕事柄英語や韓国語にも通じていて、ちょっと姿が見えないなと思っていると、会場内を一回りして「課長、あの背の高い女性は△△人、父はイギリス、母はスペイン出身で、奥のあの男性は・・・・。」と次々参加者のプロフィールを知らせてくれる。

その情報は直接何かの役に立った訳ではないが、最近になってようやく、彼はいわば「家康の鷹狩」の様なことをしていたと気づいた。というのも平時において家康初め代々の徳川将軍は、鷹狩を好んだと伝えられているが、それはおそらく遊びの域を超えて、一種の軍事訓練であったと考えられる。この麻薬Gメン氏もまた、知らず知らずの間に自らに訓練を課していたのかも知れない。

一方、国連麻薬統制委員会（ＩＮＣＢ：International Narcotics Control Board）は１９６１年の麻薬単一条約によって、それまでの麻薬監督機関を整理統合した上で設置されたもの。１９６８年から機能し始め、麻薬と向精神薬の国際規制とこれらの物質の原料物質の監視等の任務を負っており、国連から独立した準司法組織と位置付けられている。

と言っても分かりにくいので、日本人初のＩＮＣＢ職員として活躍した藤野彰氏の説明を要約して引用しよう。


「この組織は当初、各国で生産し、輸出入し、使用される医療用麻薬について前年にその見積もりをＩＮＣＢに政府当局が提出し、年度が終わると実績を報告することにより、医療に供されるはずの麻薬が正規の流通ルートを外れて横流しされることを防いでいた。

ところが前述の麻薬新条約により、ＩＮＣＢに新しい任務が付与された。それは乱用される麻薬や向精神薬の密造に不可欠の原料物質やその他の化学物質が本来の目的を逸脱して横流しされていないかを監視したり、どの化学物質を新たに規制対象物質に加えるべきかを吟味する役目を追加されたのである。

麻薬単一条約や向精神薬条約が監視の対象とした医療用麻薬や向精神薬は、その製造販売が国の厳格な許認可制度の下に置かれていて、その動向は明確に管理されている。一方原料となる化学物質は広範な用途を持ち、規制の程度は緩やかでかつ各国政府の裁量に任されている。その分いざ不正な生産に流れる化学物質の行方を追跡しようとすると、とても難しいし、それが国境を越えるとなると、気が遠くなるほど大変な作業が横たわっている。

例えばコカインを純度の高いものに精製しようとすると、紫色の結晶である過マンガン酸カリウム（古くは写真家の間で閃光粉として使用された）が必要となるが、各国の捜査当局と連携して、輸出国からの事前通告を輸入国に届けて、輸入国で輸入業者の事業目的などを調査してその妥当性を判断して怪しい動きを制止した（コロンビアなど）。

またアヘンから抽出したモルヒネをヘロインに転換するのに必要な無水酢酸（トパーズ色）の横流しを防止した（アフガニスタンなど）。さらにインドからカナダに向っていた覚せい剤原料など押さえるなどの成果を上げている。

このような過マンガン酸カリウムのケースはオペレーション・パープル、ヘロインの製造に不可欠な無水酢酸のケースはオペレーション・トパーズ、それに様々な覚せい剤の原料物質のケースはプロジェクト・プリズムなどとそれぞれ名付けられ、各国捜査当局から絶大な信頼を得ている。」

なおこの作業は条約の規制を最大限柔軟に運用することで成し得たことと付言している。

自分の職場での経験に照らしてみると、新規事業を任された場合、人によっては予算や人を十分につけてくれないと出来ないなどと不平を言うが、中には人の三倍も頑張ってみて、成果を挙げてくれる人もいる。後者の場合、任せた側はこのままいくと倒れられて元も子もなくなるかもしれないと考えてなんとか増員と予算の増額を図って、結果として組織がさらに増大・活性化することを経験している。藤野さんの活躍振りは正にそのとおりであった。

次に世界保健機関（ＷＨＯ：World Health Organization）ついても、麻薬分野における役割を述べておこう。ＷＨＯは国連とは別の組織で、国連の専門機関と位置づけられている。麻薬・向精神薬の分野では、各物質の依存性の程度を検討して必要な措置を提案する役割を担っている。具体的には、国連の経済社会理事会からの要請に伴って、サルなどの実験動物を用いて依存性の程度を評価する基礎研究者と精神科の医師、それに実社会での乱用の状況を調査研究する疫学研究者などから構成される専門家会議が開催されている。

ＷＨＯと言うと、私も入省後しばらくして政府派遣の研修生としてジュネーヴの本部に6か月間滞在したことがあった。世界各国から医学者、医師が集結しそれを事務局員が支える構造で、ほんのわずか私のような薬剤師や数理等の専門家もいた。古くは結核対策、そして１９８０年の天然痘根絶宣言、さらにエイズとの戦いなど感染症対策に力を発揮していることが知られているが、薬物依存の分野でも随時専門家会議を開催して、国連の各機関や加盟各国に種々アドバイスしている。

基本的にはＷＨＯ本部のあるジュネーヴで随時依存性薬物に関する専門家会議が開催されるが、ときにジュネーヴ以外の地で開催されることもある。日本の専門家が日本での会議開催を頼まれることがあり、私もそのお手伝いをしたことがある。

そんなＷＨＯを通じた経験は、今考えてみると政府機関での経験と比べて本質的な違いが一つある。ＷＨＯで達成するべき仕事は、加盟国すなわちスポンサーが総会で決める関心事を遂行することだが、政府機関の仕事は税金を納める国民の生活や安全に責任を持つことだ。

似たようなことだと捉える人も居るだろうが、実は似て非なるものである。具体的な例を示そう。例えば政府機関の場合、例えばある課の仕事の分担を決める文書を見れば、様々な係りの業務内容が規定されていて、最後に「及びその他どの係りにも属さない業務」という一文が記載されていることに気付く。こうすることによって責任範囲に漏れがないようにしてあるのだ。

これに比べてＷＨＯを含めどの国際機関でも、業務範囲を示す文書にそんな文言は見当たらない。ただ総会が決めた各国の関心事や必要とする事柄を集大成した文言が記載されているのみである。一言で言えば、政府機関は所掌する業務の範囲で何かが起これば、どこかの部署の誰かが行政責任を取ることになっているが、国際機関の場合は、行政機関ではないのでその種の責任をとらされるということはない。

この関係は、ある業界に会社が沢山あって、共通利益のために業界団体を形成しているのと似ている。各会社は利益を追求し、事業の継続を求めて社員一同力を合わせて働くが、一旦不調に陥ると誰かが責任を取り、果ては会社が市場から姿を消すことがある。しかし業界団体は、団体を構成する各社が消滅してしまわない限り存続が許される点が、国際機関と似ているといえる。

第30章　ファーストレディ・サミット—母の願い

1985年4月23—24日、アメリカのナンシー・レーガン大統領夫人の呼びかけで、麻薬撲滅ファーストレディ・サミットが開催された。開催場所はホワイトハウス・イーストルーム。1960年1月に岸信介首相がアイゼンハワー大統領とともに日米新安全保障条約に調印した場所として、また古くは横綱太刀山がトルーマン大統領に土俵入りを披露した場所として知られている。折しも、辺りは明治時代に日本から届けられたハナミズキが満開だった。

この日は中曽根蔦子首相夫人を含む18か国のファーストレディが参集し、随員・報道陣も含め総勢90名の会議となった。大きなお腹を抱えたカナダのマルルーニ首相夫人、車椅子で駆け付けたアイルランドのフィッツジェラルド首相夫人などが目を引いた。

後に平成天皇の侍従長を務めた外務省の川島裕北米一課長とともに随行員の一人として参加した私には、メインの参加者が女性ばかりということもあって、何度か国際会議に参加した中で最も印象に残るものとなった。

会議はアメリカの麻薬問題専門家が次々登場して国内の薬物乱用の現状と問題点を指摘し、続いてマイクの前に立ったのが16歳のブロンドの少女ロビン・ペイジさん。彼女が13歳の時に友達の誘いから大麻と酒の乱用におぼれて大麻中心の生活から逃れられなくなり、病院に収容された経験を涙ながらに語り続けた。更生センターを卒業して大麻乱用をようやく断ち切ることが出来たというが、日本ではとても考えられないセッティングだけに、インパクトは十分だった。

思い返せば大麻を含め薬物依存に陥った人の話を生で聞くのは、後にも先にもペイジさんが最初で最後の機会だった。最近元プロ野球選手の清原和博氏がインタビュアーに「覚せい剤を一度使うと脳が快感を覚えてしまい、以後日々の生活における優先順位が自分の意志と関係なく覚せい剤優先に変わってしまう」と述べていたが、ペイジさんの「大麻中心の生活から逃れられなくなる」と軌を一にしている。

振り返ってみると、大麻はヘロイン・モルヒネ・覚せい剤などと比較して依存性の度合いが強くないなどとして、無害論を唱える人も居る。一体どういう経験に基づいてそのような考えを持つに至ったのか理解しがたいし、大麻依存に苦しんだ人の話を聞くにつけ、大麻無害論者は自分の子や孫には決して大麻吸煙を勧めないのだろうと思っている。

ともあれ、参加したファーストレディは口々に母親の愛情が重要と語り、Mother to mother（母親同士心を一つにして）というレーガン夫人の狙いは的中したように見えた。

ところで国際会議に食事会や懇親会が付きものだが、夫人が招かれているせいか昼食会の一皿の量はずいぶん控えめで、その代わりびっくりするほどの皿数だった。私の右隣の席はドイツのコール首相夫人。薬物乱用問題にはあまり関心がないのか、会議自体に気乗りのしなかった様子で薬物乱用問題には触れず、問わず語りにドイツの環境問題が心配の種とのたまわった。なんでもドイツの河川は流れが緩やかで、土壌が一旦化学物質によって汚染されてしまうと、元に戻らないという。

確かに、どこまでも続く起伏のないあの豊かな田園風景やフランスと国境を接するシュバルツバルト（黒い森）の美しさが続くのか心配だったのだろう。また早くからごみの分別収集に取り組むこの国の人達は、環境問題にとても熱心だ。

幸い私は環境庁で化学物質の環境汚染問題を担当したことがあったので、日本の河川は急流で、ドイツのような問題はあまりないが、鉱山や工場の排水による甚大な環境汚染による健康被害が発生したことがある、と応じた。

会議終了後、中曽根夫人は私に、「会議に参加して、はあ良かった、で終わらせてはいけません。」と言われた。国政を担われる首相を支えての毎日である。とてもご自身で何かをお始めになる訳にもいくまいが、この機会に何かが始まることにならないと、と言う世界各国共通のお母さんのお気持ちであろうと忖度した。

（余談）

この会議の帰路、奇妙な経験をした。かねてから懸案の乱用薬物の毛髪鑑定法をバウムガルトナー氏に伝授してもらうため帰路サンフランシスコに立ち寄り、この分野で先行しているアメリカの方法を日本の麻薬鑑定の分野に導入することが目的であった。髪の毛は一か月に1センチ伸びるから、12センチの髪の毛があれば一年分の乱用歴が分かると言うもの。

ファーストレディ・サミットの前日、ワシントンの駐米日本大使館に厚生省から出向している一等書記官の部屋を訪ねたところ、「待ってました。」と言わんばかりに机の上に白い布で包まれた木箱を差し出した。メロンが一つ入っていそうな大きさだった。

そして曰く。「これは、引っ越しのために古い荷物を整理していたアメリカ人教師が見つけた旧日本人兵士の遺骨です。教師の父が戦後サイパン島から持ち帰ったものですが、処分に困った挙句、先週当館に届けました。帰りのフライトが日本航空なら、チェックインの際にその旨を告げると、ファーストクラスの席が空いていれば乗せてくれます。」

遺骨収集は、厚生省からフィリピンやインドネシアの大使館に出向している書記官にとって日常業務であるが、駐米大使館員にとってはめったにない仕事だ。どうしたものかと考えていた所へ元同僚の私が飛び込んだので、「しめた」と思ったのだろう。

私からすれば、海外出張は無論いつもエコノミークラスだし、この先の人生でファーストクラスに乗れることはあろう筈がない。こちらも「しめた」の思いと、厚生省職員として断るのはいかにもまずいとの考えから、即座にＯＫした。しかも今回は外務省が、普段の国際会議の時に発給する公用旅券でなく、外交旅券を持たせてくれている。

一般に外交旅券を持っているだけでは外交特権（職務上外交官に与えられる特権や免責）は与えられないが、以前ＦＡＯ／ＷＨＯの会議があって外交旅券で出張したとき、ローマの国際空港の手荷物検査で試しに拒否したところ、税関の係官がその指示に従った経験がある。

ワシントンの会議の翌日は、アトランタで薬物乱用防止教育に取り組む親の会（ＰＲＩＤＥ：Parents' Resource Institute for Drug Abuse）の主催する国際会議に出席し、その日のうちにサンフランシスコへ移動した。

夕方オーストリア出身の化学者バウムガルトナー氏に会って同氏の開発した毛髪鑑定の方法を詳しく書いた文献と、ロンドンの大英博物館からもらったという19世紀初頭の詩人キーツの毛髪一本を頂戴した。なんでも彼の髪の毛一本でアヘン中毒だった事実を世界で初めて科学的に証明できたという。毛髪鑑定は、年余にわたる薬物乱用歴を突き止めることが出来る優れた手法だ。

その夜はサンフランシスコのホテルに泊まったが、枕元に置いたドクロ氏とアトランタも含めて二泊したことになる。ドクロ入り木箱を踏み台代わりに使ったり、紐でプラプラ下げている姿を、当時発刊したばかりの写真週刊誌に撮られたりしたら大変なことになります、と大使館員から脅かされてその注意は守ったつもりだ。

落語には、野ざらしになっていたしゃれこうべ（頭蓋骨）に供養の酒をかけ、そのお礼に美人の幽霊が現れると言う江戸時代の話があるが、残念ながらこっちはせいぜいひげ面の幽霊兵士が現れるのかと思うと、良い気持ちがしなかった。

そして翌朝サンフランシスコの空港へと心を弾ませながら向かった。何しろ人生一回、おそらく最初で最後のファーストクラスが待っている。ところが手荷物検査のカウンターで例の白い布で包んだ木箱とスーツケースを手渡すと、ややあって黒人女性の係員が、あの広い空港中に響き渡る「ギャー！？」という声を張り上げ、辺りに居合わせた人は何事かと騒然とした。

その声に駆けつけた大柄の白人上司は係員の訴えを聞くや、もう一度計器を通せと指示した。そこにはまたも頭骸骨の映像が画面上を移動したはずだ。ワシントンでもアトランタでも、搭乗の際の手荷物検査で何のお咎めもなかった。そういえば、その時の女性職員は、いずれも同僚と楽しそうにおしゃべりをしていたと記憶している。

私は、あわててその上司に「これは生首ではない。40年前に米兵がサイパン島から持ち帰った日本兵のドクロだ。」と説明の上、外交旅券をちらつかせると、それ以上追及されることなく検査はパスした。彼らにしてもマニュアルに取り扱いが書いてない、前代未聞の経験であったに違いない。

そして成田空港に着くと、駐車場に大臣が使うような黒塗りの大きな車が待っていた。白い手袋を着けた運転手は、恭しく両手を差し出して木箱を受け取るとすぐさま後部座席に乗せ、てっきり私も乗せてもらえるものと思ったが、車はそのまま走り去った。

第31章　国連麻薬サミット

１９８７年6月、国連は、ウィーンで閣僚レベルの国際麻薬会議（International Conference on Drug Abuse and Illicit Trafficking：国連麻薬サミット）を開催した。日本からは後に参議院議長を務める斎藤十朗厚生大臣が出席され、私も随員の一人として同行した。梅雨のないこの辺りは、とてもさわやかな日々であった。

場所は世界遺産シュテファン大聖堂がある旧市街から、映画「第三の男」の一場面となった遊園地プラターの大観覧車を右に見て、ドナウ河を渡るとそこは国際機関が多く集まっている区域。オーストリア政府の肝いりで新設されたウィーン・オーストリアセンター（The Austria Center Vienna）の柿落しを兼ねての開催だった。

この会議では、各国の閣僚級の代表が麻薬対策の重要性と課題を次々に演説し、お供の行政官も一堂に会してこれを伺うことになるので、各国のその後の麻薬行政に及ぼす効果は絶大だった。日本代表は、麻薬・覚せい剤乱用防止センター（後述）の設立を高らかに宣言した。

この会議で、薬物乱用防止総合対策要綱（ＣＭＯ：Comprehensive Multidisciplinary Outline of Future Activities relevant to the Problem of Drug Abuse and Illicit Trafficking）が採択され、また会議の最終日（６月26日）を国際麻薬乱用撲滅デー（International Day against Drug Abuse and Illicit Trafficking）とすることが宣言された。

国際会議は参加者の国内における地位によって、後々の会議の成果の現れ方に影響を及ぼすものだが、少なくとも日本にとって後の麻薬行政に大きな影響を与えるターニングポイントになった。具体的には、各都道府県における「ダメ、ゼッタイ運動」普及運動の展開、街頭活動による６・26国連麻薬乱用撲滅デーの開催、国連支援募金運動の実施などにつながっている。

（余談）

代表演説当日の朝食後、ホテルの一室で数名の随員に取り囲まれた斎藤大臣は、打ち合わせが済むと「山本君の方を向くから・・・」と言われた。そのタイミングを逃さず写真を撮れ、とのご指示だ。国内ではそんな仕事は秘書官が担当するのだが、一旦海外に出ると秘書官は知らん顔。国際課職員の仕事なのだ。

私は大学で写真部歴のある後輩職員にカメラを借りて随行したのだが、念のため当時流行していた使い捨てカメラも携帯した。ところが広い会場でいざ大臣の演説順が迫ってきたので、座席の最前列まで進み出て愕然とした。前日、在ウィーンの国際機関代表部職員と会場の下見をしておいたにもかかわらず・・・

会場のフロアーから演壇まで、いくら近づいてカメラを構えてもファインダーの中に見える演者の姿は米粒程度で、距離は二、三十メートルある。望遠レンズなどの用意もないし、そもそも使ったこともない。その上何故かシャッターが下りない。使い捨てカメラなど何の役にも立たない。万事休す。

しかしその時、会場で演壇の各国代表を順次撮影する、腕章をまいたカメラマンに気付いた。そこで私は、彼に「次の日本代表の写真を沢山取って下さい。全部買います。」と頼んだ、いや懇願した。果たせるかな演説終了後、会議場に続く通路の壁に各国代表が演説する姿が次々貼り出されたが、何故か日本代表の写真がいやに沢山あることに気付いた人も居た筈だ。

帰国後その写真を何枚か大臣に届けたところ、「山本君は写真が上手だねえ。」と言われて首をすくめた。その後その写真が地元選挙区の人達への政務活動報告用冊子に使われているのを目撃したが、この写真が無ければクビとまでは言わないまでも、どこか寂しい部署への異動を余儀なくされたと思っている。

第32章　二国間協力・地域協力

日本の二国間協力と言えば、当節は何といっても日米間。経済、安全保障、科学技術、文化・芸術、スポーツ・・・等など、最も関係が深く、良きにつけ悪しきにつけ日米関係は際立っている。戦後間もない頃の日米関係は、占領期を経てもなお様々に日本がアメリカに復興支援してもらったが、復興成って数十年を経た今日においては、首相・大統領の関係に見るとおり、相互に補完的な側面も相当出てきている。

そんなアメリカとは、麻薬行政官は戦後間もない頃から、在日米軍の関係当局を始め司法省麻薬取締当局などと、その時々における関心事に関する情報交換を行っている。また事案によっては、麻薬Gメンが合同捜査を余儀なくされることもある。さらに地球的規模の展望に立った日米協力のテーマとして麻薬分野を取り上げて、海上での捜査協力、マネー・ロンダリング（資金洗浄）、乱用薬物の需要抑制などのテーマで関係機関同士が討議したこともあった。

そんな中での経験を振り返ってみると、沖縄嘉手納基地に出向いて在日米軍の関係者に会ってくれと現場から頼まれたことが思い出される。その時は、門外漢の私にはよく分からない基地内の施設を見学して、先方の偉い人にごく一般的な挨拶をしただけのことであったが、後日結構な効果があったと聞かされた。

と言うのも自分では、しがない課長が訪問したとしか記憶していないが、随行してくれたGメンが、日本の麻薬行政の最高責任者と紹介したところ、先方は最高の付き合い方を示してくれ、何よりも後々の協力が以前にも増して円滑になったと言う話だった。霞が関にいるだけではよく分からない役立ち方もある、との感想を得た。

日韓関係も、麻薬分野における重要さは日米関係に優るとも劣らない。韓国は最も近い隣国であり、歴史上かかわりが深く、また様々な文化を共有しているし、最近の訪日外国人の数は中国と並んで群を抜いて多いということもある。（ただし本稿執筆中に、ＧＳＯＭＩＡ・日韓軍事情報包括保護協定の破棄をめぐる問題で、訪日韓国人数が激減した。）しかも日韓には戦後間もない頃から覚せい剤問題と言う共通の課題を抱えており、昭和の終わり頃から両国の麻薬関係の機関が一堂に会する連絡会議が毎年開催されている。

一方発展途上国との二国間関係は、先進国同士とは違った意味で重要である。例えばミャンマーについては、麻薬委員会のところでも触れたように、日本として国際会議の場で支援を約束した手前、及ばずながら何が出来るか考えてみたことがある。

ミャンマーと言えば、過去に医薬品工場の改善プロジェクトに関わった経験から、土地勘があった。その当時、ヤンゴンの道路には日本で言えば廃車のような車に多くの人が取り付いて、ヨロヨロと走っていた。また病院に案内されると、そこには廊下にまではみ出した患者用ベッドの上をスズメが飛び交い、院内薬局の薬棚には薬らしい薬が見当たらないと言う有様であった。

麻薬分野で言えば、ミャンマーはタイ・ラオスとともにメコン川で接する山岳地帯を形成し、「ゴールデントライアングル」と呼ばれる、世界最大のアヘン生産地帯の一角を形成しており、世界の麻薬対策にとって頭痛の種だった。

この分野における日本の国際協力としては、かつて与党の政治家主導によるソバ生産計画があった。荒れ地でも収入が得られる農産物で、日本からも買ってあげられると言うことで選ばれたものと考えられるが、これに追加する形で、さらに付加価値の高い薬用植物の栽培を提案した。

具体的には厚生省の国立衛生試験所（当時）で薬用植物の研究を続けていた佐竹元吉部長にお願いして、この土地に合った最適薬用植物を選んで現地の人達に栽培指導をしてもらった。しかしその後の様子を聞いてみると、薬用植物の生産に関わる傍ら、果実やコーヒーの栽培にも熱心に取り組んでいるとの報告を受けた。中国との国境越えの商取引もあって、手っ取り早い現金収入が見込める出荷が容易になってきた、と言うのがその理由。

これは２０１０年の民政化以前の、いわばミャンマーの鬱々たる時代の話だが、最近は経済開放が進められ、アジア最後のフロンティアとして経済成長が有望視される国家に変貌を遂げている。国民経済の底上げが国中に浸透すれば、アヘン生産に関する国際的な懸念は、いつの間にか解消されるのかも知れない。

なおこのケシ転作については、関係者がＮＰＯ法人アジアケシ転作支援機構（代表：我妻豊氏）を立ち上げ、東南アジアのケシ不法栽培地域の住民に対して農業技術を支援することにより、引き続き転作を推進する事業を展開している。

一方タイについては、ＡＳＥＡＮの交通の要衝であるし、古くからアヘンやヘロインの乱用が認められていた。薬物乱用に詳しいある精神科医は、日本人は勤勉だから覚せい剤を好み、タイの人は暑い所でダラッとしているので、アヘンやヘロインを好む傾向がある、などと指摘していた。しかし最近の傾向を観察すると、覚せい剤が簡単に手に入るようになってタイでも乱用が始まっている。

最後に海外麻薬行政官のための研修にも触れておきたい。この研修は1986年に始まって以来、主にアジア各国の麻薬行政に携わる行政官を毎年招待して我が国の麻薬行政をあれこれ紹介するとともに、参加者同士の情報交換の場を提供している。

二国間協力もさることながら、このような形の国際協力は、大勢のお世話が一度に出来るのが特徴だ。研修内容は、医療用麻薬や向精神薬に関する行政上の管理の他、予防啓発活動、中毒者治療、取締り、鑑定など麻薬行政全般をカバーしている。この研修は参加国同士の相互協力はもとより、日本とのこの分野における相互協力に資するものとなっている。

第六部

ダメ・ゼッタイを永遠に

第33章　三悪を追放せよ！

例えば家の近くの公園で遊んでいる小さい子供に「悪い事ってなあに？」と聞いたとしよう。「うそつき、どろぼう、ひとごろし」などと言う答えが返って来そうな気がするし、それは今も昔も変わらないに違いない。

ところが私が子供の頃、「麻薬犯罪・売春・性病」の追放を呼びかけるブリキの看板を、駅のホームや街角で見かけた記憶がある。厚生省に入ってから同世代の人にこの話をすると、ほとんどの人が同じ記憶を呼び戻してくれたから、この看板は全国津々浦々に張られていて、何かわからないが怖いものであることを刷り込まれていたようだ。それは今にして思えばまだ売春防止法はなく、戦後の混乱期で街中、特に関西では暴力団が跋扈していた時代だった。

更に記憶をたどると、夏休みの夜に広場や運動場に大きなスクリーンを張って開かれる映画会では、子供用の冒険映画やアニメが終わると、白い粉・注射器・みみずばれの血管とともに、シュミーズ姿の若い女性が目を見開いてよだれを流す禁断症状の姿が映し出され、六十年以上経った今でもその姿が脳裏に刻まれている。今思えば、ヘロイン中毒だったに違いない。

そんな麻薬乱用防止の啓発活動に取り組んでいたのは、自称菅原道真の36代目の子孫という菅原通濟氏。戦前、マレーシア南部ジョホールでのゴム農園を経営し、関東大震災後の復興事業、江の島開発などを手掛けた実業家で、当時は政財界のフィクサーとも呼ばれていた。この菅原氏は1967年（昭和42年）に（財）三悪追放協会を立ち上げて、社会悪の根源である「麻薬犯罪・売春・性病」の撲滅のための三悪追放全国大会の開催に力を注いでいる。

と同時に政府の売春対策審議会の会長を務めて売春防止法の制定にも力を注いだが、評論家大宅壮一氏など口の悪い友人に「遊び尽くした挙句の果て」呼ばわりされたとも伝わっている。しかし少なくとも麻薬追放に関しては、十分本気であったと言われている。

私がこの菅原通濟氏の姿を見たのは、昭和45年の入省直後のこと。ご隠居風の着物姿になぜか地味な前掛けを付けて、麻薬課長を訪ねてトコトコと部屋に入って来られた姿が今も印象に残っている。映画監督小津安二郎のタニマチ的存在で、小津映画に度々脇役として出演しただけあって、端正な出で立ちであった。

何が原因で菅原通齋氏をして、麻薬撲滅運動に走らせたのか、今となってはわからないが、少なくとも我々同世代の人間の脳裏に「麻薬撲滅ワクチン」を打ち込んでくれた功績は、間違いなく大きい。

第34章　ドクロ・注射器・白い粉

菅原通濟氏が亡くなって数年を経た昭和60年代に入ると、麻薬課の中で三悪追放協会も菅原通濟氏も話題に上ることがなくなっていた。中央官庁では、各ポストでほぼ2、3年毎に人事異動があるから、どうかするとほんの数年で課員一同、一寸前のことがさっぱり分からなくなる。

私の2度目の務めの麻薬課勤務が始まった頃、課内で麻薬撲滅キャンペーンのためのポスター作りが始まっていた。何年か前から続く作業らしく、厚生省関連の民間団体の協力で集められた小学生のポスターの原画が会議室の机の上に置かれて、何人かの職員が見て優秀作品を選考するものだった。

どの絵を見ても、ドクロ、注射器、白い粉がてんでに並んでいる。どれを選んでも同じようなものだと思いながら一票を投じたが、何かしっくりこない感が残った記憶がある。恐らく描いた生徒は元より、指導した先生方も麻薬や覚せい剤、ましてや中毒者や乱用者を見たこともなく、およそ薬物乱用の「や」の字も分からない人達の作品としか言えない代物だった。

それからしばらくして、関東近県から軽井沢に遊びに来る子供達の間で市販の咳止め薬の乱用問題が報じられたのを機会に、長野県に実情調査のために出張することにした。当時国会で問題になっていたからだ。

長野県庁を訪ねて関連情報を交換した後、担当職員にどこか薬局を紹介してくれるように頼んでみた。県庁に送られている例のポスターの配布先を聞いてみると、県下の薬局に配ってあります、と言う答えが返ってきたからだ。

早速その足で上山田のとある薬局を訪ね、店主の薬剤師から「当地では、温泉街でフィリピンから来た、いわゆるジャパ行きさんの女性による咳止め薬の乱用が問題です」などと言う話を聞かされた。そこで「ところで県庁から配られた薬物乱用防止のポスターが見当たりませんが・・・」と問いかけると、店主は客と店主の間に置かれているカウンターの足元辺りに視線を送った。

「これではお客さんに見えないのでは・・・」と問いかけると、「こんな気持ちの悪いものは、お客さんに見せられません」との答え。つまり県庁から届いたものを放っておく訳にもいかず、かといって客の目の届くところに貼る訳にもいかず、挙句の果てに凡そ役に立たない場所に貼られている現実を目の当たりにしたのだ。

入省直後に「役人は、一に前例二に根回し、三四がなくて五に論理」と言う言葉を聞いたことを記憶している。そんな馬鹿なと思いつつ、またそんな風潮に染まるものかと念じながら仕事に取り組んできたつもりだが、上山田でも悪しき前例を改めようとしなかった現実を目の当たりにした思いだった。そしてかねてからの、広報啓発活動は役人の頭に馴染まない、と言う思いを一層強くした。

例えば麻薬課の前の大臣官房国際課という部署で、ＷＨＯ（世界保健機関）で世界保健デーの標語として「Health for all year by the 2000」が決まった時、課員一同で知恵を絞ったが、「２０００年までにすべての人に健康を」と言う言葉しか思い浮かばない。役人の常として、言葉を正確に伝えようとするあまり直訳になってしまって、印象に残る気の利いたフレーズを提案する者が、私を含め誰一人いない。

丁度この頃、私自身の公務員生活の運命や如何に、と言う出来事があった。ある音楽雑誌社からインタビューの申し込みがあったので、お金をかけずに啓発活動が出来るこの企画に飛び乗った時のこと。

当時、ミュージシャンの間で大麻を乱用する風潮が広がりを見せ始めていたので、インタビュアーに大麻に限らず薬物乱用の恐ろしさを訴えた上、つい一週間前に日比谷公会堂で開かれた歌手山本コータロー氏のトークショーなど、薬物乱用防止キャンペーンで聞いた話を早速引用した。

「山本コータロー氏の友達が、大麻を吸って曲を作るととても良いものが出来たと感じられたが、いざ素面になって聞いてみるとメチャクチャだった、と言っていた」とインタビュアーに話したつもりだった。インタビューを終えて、念のためにゲラを見せて欲しいと頼んでおいたところ、後日記者から届いたファックスを見て気絶しそうになった。

何と「の友達」が抜けている！インタビュアーは録音していたから、私がそう言ったのは間違いない。この記事がそのまま印刷・発行されると、山本コータロー氏から提訴されて事実無根の名誉棄損で有罪になり、クビになることは間違いない。あわてて出版社に電話したが、日付の変わる頃で応答がない。頭が真っ白になるとはこのことか？家族ともども路頭に迷うのか？万事休す。

そして翌朝、寒空の中を東急田園都市線の一番電車に飛び乗って出版社を訪ね、事情を話して辛うじて輪転機を止めてもらうことが出来た。その時の安堵感は一生忘れられない。

ともあれ上山田の薬局の一件もこれあり、加えて世の中は国鉄の民営化を象徴とする中曽根康弘内閣の「民間活力の活用」の風が世間に吹き始めていたので、ここは1つ麻薬乱用防止の啓発活動にも民活の風潮に乗って立案することを考え始めた。無論ファアーストレディ・サミットの際の、中曽根夫人の一言が脳裏に刻まれていたことは言うまでもない。

（余談）
今になって考えてみると、「民間活力の活用」とは変な言葉だった。現役当時ある先輩が「民あっての官だ。官あっての民ではない」と言うのを耳にして、妙なことをいう人だと

感じたことがあった。周りにそんなことを言う人はいなかったし、何か民間人におもねる響きを感じたものだった。しかしこの感触は、私が役人生活にどっぷり漬かってしまっていて、心のどこかに官尊民卑とまで言わないまでも、それに近い心根が巣くっていたのかもしれない。

退官後四半世紀を経て、この間財団法人・民間会社・NPO法人を渡り歩いた結果だろうか、この「民あっての官」という言い回しに深くうなずく自分に、最近ようやく気がついた。

官と民の関係は、いや民と官の関係は、古くは封建時代の政治原理「民は寄らしむべし、知らしむべからず」があって、多くの日本人の行動原理になってしまっていた気がする。民はお上の決めたことに疑問を持たず唯々守っていれば良く、それが習い性となって自立の精神が失われ、官に対してお願いすることが多くなってしまったような気がする。

ますます増大する民の官に対する要求にすべて応えられるわけもなく、この結果可能な限り民の力を活用しようという考え方が登場したのであろう。民間活力の活用といえば、活用する主体は官であり、官が発案ないし計画した事柄に民が参加してその事柄を成就しようという魂胆が端無くも滲み出ている。

ここで発想を転換して「民あっての官」をベースにすれば話は変わってくる。国の役割は、古くは外交・防衛・徴税・警察であったし、新憲法下では社会保障が加わった結果医療保険・年金・介護保険などの運営も国の役割りだが、逆に言えば民主導でできることは、できるだけ国の役割を小さくするのがベストと考えられる。

このように考えていくと、1998年に施行されたNPO法（特定非営利活動促進法）によって様々な分野にNPO法人が生まれ、既存の財団法人・社団法人などと並んで多くの社会的活動を行っている。この法律により、正に民間の発意で様々な活動がし易い基盤が整備され、新しい時代が始まった感がある。その主な活動分野は保健・医療・福祉で、その数は全国で5万団体を超えている。

第35章　バクチの金を使え

丁度その頃、都心で腎透析を専門とする病院の院長で厚生省の審議会の委員も務める医師から、薬物乱用防止活動のための基金を拠出して頂ける話が持ち上がった。聞けば3千万円用意すると言う話だが、懸案の薬物乱用防止のための啓発財団法人を設立するには一寸足りない。

どうしたものかと思案していた所、環境庁時代にＷＨＯ関係業務で関わりのあった外務省の女性職員が、元社会派の映画監督阿部俊三氏を紹介してくれた。

映画監督などと言う人種とは付き合ったことが無かったが、そのバイタリティに圧倒されながら、資金集めのお知恵拝借のため、彼がセットする銀行員、国会議員秘書、広告宣伝関係の会社員などの小さなグループの会合に夜な夜な出かけた。頼むだけでは芸がないので、ひとしきり麻薬乱用防止の話をし終えると、決まって食事による健康法のウンチクをサービスのつもりで伝授した。

こんな動きが出来るのも、課長補佐ならではのこと。霞が関の仕事は、責任は局長・課長が取り、星雲状態のような仕事に取り掛かって形を整えていくのは課長補佐と決まっている。このため、後に名が残るような仕事を手掛けようとする局長や課長は難題を抱えると、まず間に合いそうな課長補佐を連れてくることが先決問題となる。そしてこの人事は必ず成功する。というのは、もしその難題がうまく処理できないと、省レベルの問題になるからだ。

少し民間で働いた経験で言うと、会社では10億円の損を出しても20億円稼げばよくやったとして褒めてもらえるが、中央官庁の場合の失敗は、一発で１００年間取り返しのつかないケースもあるというのが一つの理由。

それはさておき、小グループの誰かが競輪を主催する日本自転車振興会に行ってみたらどうだ、と言い出した。様々な社会的活動に補助金を出していて、頼みに言った経験があったのだろう。そこで早速東京・赤坂のアメリカ大使館近くのオフィスに、その創始者の倉茂貞助氏（当時参与）を阿部氏とともに訪ねた。

倉茂氏は元陸軍の情報将校。戦後すぐに競輪の団体を作ってその収益を復興財源に苦しむ地方自治体への各種資金援助をするべく、当時の通産省の担当官と2人で法案を徹夜続きで準備したと言う。カジノを含む統合型リゾート（ＩＲ）の実現でもめている今日では考えにくいが超党派の賛成で立法化を果たしたと言う人物。後にかの笹川良一氏が、日本船舶振興協会を立ち上げて競艇を運営する法案を準備するに際し、倉茂氏にアドバイスを求めたと伝えられている。

そんな倉茂氏が私の話を黙って聞き終えると即座に、「山本さん、その話は麻薬覚せい剤乱用防止の国民運動を展開して、10年間に10億円使うレベルの話です。それには閣議でバクチのお金を使うことを決めてもらう必要があります」と言われた。「今のところ三千万円用意できているが、財団設立には少し足りない」と言ったからだろうが、ことによると戦時中の旧陸軍の満州における麻薬に関する行状が、倉茂氏の脳裏に去来したのかも知れなかった。

後日倉茂さんは、「私もまるっきり麻薬問題を知らないということではなく、特にかつて軍人であった身でもあり、少しは造詣がありましたので、この問題はとにもかくにも、世論を喚起する啓発活動を実施することであると考えて、相談に乗って助言と協力を致しました」と述介しておられた。

また、10年10億の話に続けて、「但し厚生省関係の事業には、例えば日本自転車振興会から既に多額のお金が出ています。従って厚生省ルートで閣議を仕掛けてはいけません」とも言われた。省内ですでに補助金をもらっている部局にこの案をつぶされないためのアドバイスだ。ここでバクチとは、倉茂氏自身が始めた競輪の他、競馬や競艇など、法律で特殊法人や地方公共団体に施行が許可された公営ギャンブルを指している。

そんなことを言われたって、厚生省内では閣議案件などは組織上、行政・法律系の人達の担当することが大半で、技術屋が関わることは少ない。そもそもこんな話を省内の行政・法律系の人達に相談しても相手にしてもらえないし、ましてや厚生省外から閣議を仕掛けろと言われても、一体何をどうすればいいのか見当がつかない。

しかしそんな状況でも前述の阿部氏は、かつて叔父さんが衆議院議員をしていた関係からか自身議員秘書の経験もあり、20人近くの国会議員と次々接触して、そのうち後に建設大臣・農林水産大臣を歴任する亀岡高夫議員（亀岡偉民文部科学省副大臣は後継者）に頼み込むことに成功した。

当方の趣旨に賛同された亀岡議員の音頭取りで議員連盟が発足すると、どんな舞台裏の根回しがあったのか知る由もないが、忘れもしない１９８７年（昭和62年）1月23日の閣議で、突如斎藤十朗厚生大臣、橋本龍太郎運輸大臣はじめ関係閣僚がこぞって「麻薬・覚せい剤の乱用防止に公営ギャンブルのお金を使うべし」と発言し、念願の閣議了解が得られるに至ったもの。無論、水面下で厚生省と警察庁の事務レベルの摺り合せがあってのことである。

第36章　麻薬・覚せい剤乱用防止センターの設立

バクチのお金を核として、経済界、関係業界初め各方面からの寄付を募って麻薬や覚せい剤を含む薬物の乱用防止に取り組む方向が見えてきたので、早速組織づくりに取り組むことになった。かねてから入省同期の友人が「財団法人おもちゃの図書館」作りを手掛けていることを知っていたので、それを参考にすることにした。

おもちゃは子供の発達に欠かすことが出来ないが、成長するに従って遊べるおもちゃが変わるので、障害をかかえる子供には図書館が貸し出す本のように、借りることが出来るようにしよう、と言うもの。

財団法人とは各方面からの寄付金などを基本財産とし、その運用益で活動資金の相当部分を賄うものだ。当時は今と異なり預金金利などの運用益が相当良かったので、このようなことが可能であった。

各方面から注目が寄せられる中、初代理事長には当時の薬務局長が、内閣法制局長官・最高裁判事・国家公安委員長などを歴任された高辻正巳氏に白羽の矢を立てた。丁度様々な役職を引かれた直後でもあり、各方面から様々な就任依頼があった中で、この財団の活動の趣旨に賛同して引き受けられたと聞く。設立に当たり、事柄の性質上、厚生省と警察との共管と言うことでスタートしたことも決め手となったのかも知れない。

この財団にはどんな名前がふさわしいのか、事務レベルでは色んな乱用薬物を念頭に入れると、つい「薬物乱用防止センター」が思い浮かび、その旨を提案したがあえなく却下された。確かに「薬物乱用」と言っても一般の人にはピンとこないだろうし、またぞろお役所的ネーミングと言われても仕方がない。一方、「麻薬」や「覚せい剤」は法律の名前にもなっていて、誰もがテレビ・新聞・週刊誌などで日常的に見聞きするから、「麻薬・覚せい剤乱用防止センター」が宜しい、という政治家サイドの意見もあって、このような名前に収まった経緯がある。

１９８７年６月に設立された財団の運営は、理事会に委ねられ、理事として、日本経済団体連合会・社会福祉団体・地方行政・薬剤師会・医療機関などの代表者が名を連ねた。また事務所は虎の門に設けられた。

（余談）

行政機関では確保した予算を使い切る経理を明らかにするのに、単式簿記、俗に大福帳と呼ばれる方式が使われている。

一方複式簿記と言えば、組織における収入や支出だけでなく、資産や負債の状況も明らかにすることが出来る民間では当たり前の経理手法で、お金の収支だけでなく全体的な財産の状態や損益の状態も明らかに出来るもの。言ってみればあてがい扶持の予算執行に明け暮れる役所と異なり、一般企業や様々な団体はいずれもこの方式を採用せざる得ないものである。

卑近な例では、旧国立病院が独立行政法人化するに当たり、経理を従来の単式簿記から複式簿記に移行した例がある。従来は、お国のために寄付して頂いた土地に病院を建てて国家公務員たる職員を雇って経営したものであったが、独立行政法人化に伴い、国有地を得て民間企業に近い形となったものである。

この時、国有地を独立行政法人へ移管する手続きと職員の研修計画（特に複式簿記の勉強）が、計画書だけで厚さ数センチの冊子が2冊分あったと記憶している。

また古くは昭和60年の国鉄分割・民営化の経験があげられる。当初本当にうまくいくのかと危ぶむ向きもあったが、今や超優良企業となり、世界のＪＲになっている。恐らく国立病院の独立行政法人化どころの騒ぎではない大作業があったに違いないが、この決断・実行には今更ながら敬意を表する他はない。

翻って法人の運営は、複式簿記の経験のない、あえて言うなら大福帳に記入された頂きものの予算を消化することに専念し続けてきた、経営感覚が希薄な役所のOBにうまくいくはずもない。余計なおせっかいかもしれないが、今後役所を卒業する人には、現役時代のいずれかの機会に複式簿記の世界で経験を積んで経営感覚を身に付けておくことをお勧めしたい。

第37章　ダメ・ゼッタイ運動

麻薬・覚せい剤乱用防止センターがスタートしたある日、国連当局からその年の麻薬撲滅キャンペーン用の標語として、「Yes to life, No to drug」が厚生省に届いた。早速日本語訳を用意しなければならないが、役人の頭では「人生を肯定し、ドラッグにノーを！」などと、まどろっこしい直訳ものしか用意できない。

今こそ麻防センターの出番とばかりに丸投げしたところ、「ダメ・ゼッタイ」の一言が返ってきた。これが麻防センターの初仕事。何がダメなのか省略してあるところがこれぞ日本語で、お役所仕事では百年かかっても出てこない代物と絶賛した。民間の知恵と工夫で麻薬乱用防止の啓発活動をやっていこうと考えて良かった、と感じられた一瞬であった。

「国民運動の展開を」と後押ししてくれた倉茂氏も「皆さんに分かり易く、短く繰り返して発音できる大変効果的な言葉だ。」と大いに評価してくれた。というのも、その当時政府広報で「覚せい剤やめますか！それとも人間やめますか？」という標語が流れ、あたかも薬物乱用者をターゲットにしたごとく受け取られ、一度でも薬物に手を染めてしまうと脳に影響が及ぼされ、人間失格になってしまうことが伝わっていないという懸念があったのだ。

後で知ったことだが、この標語は麻防センターの企画部長に就任した阿部氏が友人・知人を頼りに電通に再び丸投げし、当時新進気鋭の佐々木宏氏が百余りの案を検討したが、「覚せい剤やめますか」的ニュアンスがあったために阿部氏がすべてダメ出しをした、挙句の果てに選ばれたものと聞いている。

この佐々木氏は、最近ではリオ・オリンピックの閉会式の際の安倍首相がスーパーマリオに扮してあの広い競技場に突如現れた、あの演出をしたことで知られ、２０２０東京パラリンピックの演出も手掛けられるようだ。他にも印象に残る演出やＣＭを数多く手掛けている。

さらに阿部さんは世界のサッカー界のスーパースター・プラチニ氏を起用して、少年サッカーの指導イベントを開催したり、「蹴る勇気」という言葉が躍るポスターを作るなど、一体お金はどう工面するのやらとハラハラしたが、そんなことはどこ吹く風と言わんばかりにギャラなしでやってのけた。これまた電通の強力な情報網を巧みに駆使してのことだった。電通と言えば、大阪万博直後に当時の国鉄から引き受けたキャンペーン「ディスカバー　ジャパン」が有名。万博の時に大勢の団体客で大いに潤った当時の国鉄の悩みは、万博終了後の乗客数の落ち込み。これを防ぐ目的で始まった「ディスカバー　ジャパン」だったが、乗客数の落ち込みなどどこ吹く風、見事に増収に転じている。

しかも薬物乱用防止のキャラバンカーを作って、児童・生徒に薬物乱用の恐ろしさを伝えようと言い出したのも阿部氏だ。一体どれくらいお金がかかるのか。バスを購入して展示用に改造し、運転手を雇って学校に出かける・・・など、見当もつかない。

しかしここからが阿部氏の真骨頂。いつの間にか、いすゞ自動車を口説き落としてバスを提供してもらうとともに、内装まで面倒を見てもらっている。さすがに運営・メンテナンス費用は国側で用意したが、ありがたいことこの上なしだった。

また全国のライオンズクラブや都道府県薬務担当部局にお願いして募金を集め、国連ヤング大使と銘打った小学生の代表者と共に、国連の麻薬関係部局のあるオーストリア・ウィーンを訪れて国連支援募金を届ける企画も、阿部氏の手によるもの。国連側から高い評価の言葉が伝えられている。その他薬物乱用防止のための副読本やキャンペーン用のポスター作り、全国各地でのイベントや研修会の開催と、矢継ぎ早にあの手この手を繰り出した。ちなみにライオンズクラブは、世界的規模で薬物乱用防止に取り組んでいて、麻防センターにとって頼もしいパートナーの役割を果たしている。

第38章　明日への願い──「奇跡の国」を永遠に！

明日への願いを、ダメ・ゼッタイの国民運動の展開の1点に絞ってお話ししたい。

前章まで、薬物乱用防止対策をあれこれ書き連ねた。乱用防止対策は、薬の需要面すなわち薬物を欲しがらない・乱用に巻き込まれないようにする対策と、薬物を供給面から遮断する対策に分ける考え方があるが、取締・水際作戦など供給面の対策や治療は、いずれも薬物乱用の予防対策になっていないことを強調しておきたい。

違法薬物の乱用に陥って人生を棒に振り、はしなくも犯罪者の烙印を押されてしまった人が決まって言うのは、「知らなかった」の一言。刑を終え、仮に治療が奏功しても取り返しのつかない時間を取り戻すこともできず、また再乱用に陥る不安や恐怖を抱えながら生きて行かざるを得なくなる。

ましてや家族を奈落の底に陥れた事実、友人・知人を良くない習慣へと誘いこんだ事実、反社会勢力に資金を提供してしまった事実、さらに所属する団体に迷惑をかけてしまった事実などは、いくら悔やんでみても消し去ることは出来ない。1回でも違法薬物に手を染めることは、その依存性ゆえにゼッタイ・ダメなのだ。

そのような考え方をベースに、麻防センターを中心にしたダメ・ゼッタイの国民運動が、さらに強力かつ末永く展開し続けることを願わずにはいられない。そしてそのためには、麻防センターの自立を求めたい。

というのも、私自身最近障害者の自立を支援するNPOに関って、自立の重要性とその具体的方法を説くうちに、すべての人にとって大切なことと気づいたから。かつて立身出世や社会的成功が人生の目標とされた時代があったが、すべての人を幸せに導くキーワードは、「自立」の二文字と考えられ、それは会社、組織、団体、国にとっても同じ、と言うことに気づいたからだ。

会社、組織、団体、国が自立するには、一にも二にも財政上の自立つまり自主財源を確保することが必要である。これがうまくいかないと、血液が循環しない動物のように身動きが取れなくなり、いずれ死を迎えることは明らかである。

ところが国主導で始まる活動は、誰しも国のお金をあてにしがちだ。しかし政府の予算は令和に入って年間百兆円を超え、その大半が医療・年金・介護・子育てなどの社会保障に使われている。また麻薬乱用防止に限っても、実は取締・矯正・医療・・・などに莫大な費用が投じられている。財務省担当官ならずとも、できる限り税金を当てにするべきでないと言いたくもなる。むろん国から何らかの研究・調査や事業を委託されれば、その限りではないが・・・。

また麻防センターは、設立の経緯で話した通り、閣議了解まで頂いてバクチの金という、いわば準公的資金を投入してスタートしたが、これとて他に社会福祉や環境問題、それにスポーツ振興などに関連する団体が当てにしていて、そうそう当てにするべきではない。

さらに政府の呼びかけなどがあって、これまで経済界や関連団体から多額のご寄付を頂いた麻防センターであるが、経済活動を旨とする組織や団体に縁故を頼りに寄付を求めるのも、例えば株主の意向まで勘案すると、継続的にお願いできる保証もない。

そこでなるべく個人の寄付を多く募って活動資金に充てたいところだが、これまでの経験上多くを期待できない。欧米の恐らくキリスト教をベースにした寄付文化の経験の薄い日本人には、むしろ対価、おまけ、メリットを提供することでお金を集める方法を取るのが手っ取り早いと考えられる。

具体的には、現在も実施されている乱用防止のためのテキスト・チラシ・パンフレット・動画などの教育資材や啓発資材の有償配布、それに研修会の実施などをさらに充実して、これで活動資金を賄うことが考えられる。

言い換えれば、受益者負担の原則に立ち、万に一つも薬物乱用に陥って人生を棒に振る危険から逃れる個人とその属する団体に、薬物乱用防止の国民運動のスポンサーになってもらおうという考え方である。言わば、麻防センターの「生みの親の役割」を果たした国に代わって、国民の皆様に「育ての親の役割」をお願いしようというものである。

それでは、育ての親にはどのような見返りが期待されるのか？近頃では中・高校生、大学生の薬物乱用によって、乱用した個人はもとより、その所属する団体のスポーツ活動が停止を余儀なくされ、また学校全体の評価が低下して経営難に陥るなどの事例が散見されている。

そんな事態を避けるため、入学・入部の時点でしっかり「薬物乱用、ダメ・ゼッタイ」を脳裏に焼き付け、その恐ろしさを「知らなかった。」とは言わせないことが何よりも大切であり、個人はもとよりその属する団体も、組織防衛上薬物乱用防止のためのテキスト・チラシ・パンフレット・動画などの教育資材や啓発資材を活用することが出来る。

このことは芸能界やプロスポーツ界全体にも当てはまる。収入の良い人気者には色んな人がまとわりつき、芸能人やプロスポーツマンが集う場所には必ずと言っていいほど彼らを薬物依存の世界に引きずり込んで生活の糧にしようとする輩がいる。そしてそんな人達が一旦度薬物乱用に陥ると、その個人とその家族が奈落の底の人生を経験するのみならず、その属する団体や社会全体に悪い結果を及すことを防ぐことが出来る。

また最近では多くの企業が海外進出を果たしているが、それが薬物濃厚汚染地域の場合、出向く社員に対してその地域に特化した教育を事前に国内で実施しておく必要性がますます高まっている。そのようなことを未然に防止するためのコストと考えて、薬物乱用防止の国民運動スポンサーになって頂こうという考えである。

そのように財政上の自立を果たした上で麻防センターに、これまでの啓発活動の強化充実に加えて何をお願いするのか？既に述べたように、日本はこれでも薬物乱用防止については、諸外国の人が「奇跡の国」と呼ぶほど、優等生扱いをしてもらっている。

ならば麻防センターは、日本のこの経験を各国に伝えるべく、麻薬乱用防止に関する国際センター的機能を果たすべく、情報発信を続けることが求められる。それには、何故日本が「奇跡の国」となり得たのか、日本人の清潔感・潔癖感なのか、規範意識が強いのか、刑罰の効果なのか、取締の厳しさなのか、社会学的手法を用いて調査研究し他国に役立つ資料を整えておく必要がある。

以上のことを含めて、薬物乱用に関する情報収集や調査研究を実施してほしいし、その前提として、国内外から集めた資料や図書を整理して多くの人が使える資料室付き図書館を備えてほしい。

さらに薬物乱用防止対策に関するシンクタンク的機能を果たすことが求められる。霞が関に30年勤務した経験で言うと、中央官庁では2－3年に一度の間隔で人事異動があるから、あっという間に新しいポストに馴染んで各々の役割を果たすことが求められている。無論法律の枠内で仕事をし、大きな組織の一員として歯車の如く働くという環境下なので、異動に際し業務を短時間かつ正確に引き継ぐという得意技があるにはあるが、麻防センターにその間のつなぎ役を期待したい。

また最近一部麻薬ＧメンＯＢによって一般社団法人日本薬物問題研究所（代表：西山猛夫氏）が設立されたと聞く。麻薬を初めとする薬物乱用の恐ろしさを誰よりもよく知っていて、その対応の難しさを知るプロ集団であり、国際捜査協力を通じて各国に幅広い人脈をもつ人たちが集まっている。この団体との緊密な連携・協力が求められる。

一方薬学・医学の専門家が、一般社団法人医薬品適正使用・乱用防止推進会議（代表：鈴木勉氏）が、依存性を引き起こす医薬品の適正使用と乱用防止を啓発する目的で活動している。さらに薬物問題に関して国際的な情報発信を目指した一般社団法人国際麻薬情報フォーラム：International Drug Intelligence Forum（代表：藤野彰氏）が近々発足すると聞いている。

麻防センターには、このような専門家の団体に対して、文字通りセンター的機能を発揮するとともに、それぞれの団体と緊密に連携した活動が期待される。

終章

この本の類書と言えば、ほぼ半世紀前に三悪追放協会の菅原通齋氏が書いた「麻薬天国ニッポン」と厚生省元麻薬課長・麻薬参事官の久万楽也氏による「麻薬物語」がある。これらの本を読みながら、昭和の時代の人達の努力と苦労に思いをはせつつ稿を進めたが、あの時代先の読めない状況をよく克服されたものと、今更ながら感慨深い。

と同時に戦勝国アメリカのアドバイスによって今日の麻薬乱用防止対策の基本骨格が出来、官民を挙げたその後の努力の結果、半世紀以上を経て日本が世界各国から麻薬対策に関して「奇跡の国」と呼ばれるに至ったことに気付いた。ここで改めて感謝の意を表明したい。

一方２０１８年のトランプ大統領の国連総会演説に耳を傾けると、アメリカは依然として麻薬問題に出口の見えない状態が続いているようだ。「負けるが勝ち」と言うことわざがある。麻薬問題に関する限り、アメリカで実現しなかった対策が敗戦国日本に持ち込まれ、いわば最良の接ぎ木が施された結果、日本が世界の賛辞を浴びる結果を得た、といっても良いだろう。

ところで、国力を（経済力＋軍事力）×人口と定義した人がいる。例えば、このところあっと言う間に世界第2位の経済力を身に付けた中国は、人口は申すに及ばず、軍事力も経済力をベースに巨大化し、この公式通りの巨大な国力を誇示している。またインドも同じ道をたどりつつあるから、この先は世界史上久方振りに「唐天竺の時代」が再来するやに見える。

ここで日本についてみると、国民総生産（GDP）がアメリカに次いで世界第2位になり、「Japan as Number One」（1979年）などとおだてられていい気になり、挙句の果てにバブル経済の破綻を経験した。そして、GDP世界第2位の地位を中国に譲って久しい。

この先、経済力・軍事力・人口はさほどでもないにしろ、高度な医療技術に加えて世界に冠たる医療保険・介護保険のかいもあって、「皆が元気な日本人」を実現して、人口に占める健康な人の割合がどの国よりも高いことを目標に掲げることが出来る。

また健康寿命を長く保つことが出来れば、米中印ほどの国力はないにしても、世界の誰もが憧れる国となれそうだし、それを目指したいものだ。そして薬物乱用者が少ないというのも、その重要な要素の1つと考えたい。

逆に言うと、薬物乱用者が多い国は、それだけ国力に寄与し得ない人口が多いと考えられ、国の将来に影を差すのは間違いないし、そんな国に住む人たちの気持ちはいかばかりかと思わざるを得ない。

稿を終えるに当たり、ふと入省当時に周囲の誰かから聞いた言葉を再び思い出した。それは「一に前例、二に根回し、三四がなくて、五に論理」と言うもの。当時それが霞が関全体の風潮だったのか、一部の人がそう思っていたのか、いやそうではなくてそうせざるを得ない状況を自嘲的に表現していたのかは、定かではない。

そんな馬鹿なことはあるまいと思いながら働き続けた霞が関生活30年を今振り返ってみると、少なくとも自分にとっては、新しい事態に対処する毎日であった。無論、前例や過去の経緯を調べなければ前に進めないことが沢山あったが、それらをベースにして白紙に絵を描くことの連続であった。少なくとも、研究生活から逃げ出すという消極的な選択だった割には、良い仕事に巡り会えたと自信をもって言うことが出来る。

かつて薬学を選んで狭い領域で生きることへの抵抗感があったうえに、麻薬と名のつく職場というさらに狭い特殊な環境で働くことになって、一層その抵抗感が増した時期があった。

しかし振り返ってみると、前章までに述べたように、麻薬をキーワードにして実に様々な世界を垣間見た感がある。今一度思い起こすと、例えば小倉に度重なるチョンボを咎められて指を詰められ、残った両手の親指と人差し指の4本で覚せい剤を量り売りする密売人が居たが、あのカニ男はどうなったのだろうとか、またある時は少年院を出た15歳の少女が外国人相手に色んな薬物の密売をする内に、7か国語が堪能になってしまったという話とか、今で言うギフテッド（先天的に高度な知能を持っている人）だったのだろうが、今頃どうなっているのだろうか、などと考えてしまうのも、麻薬の世界に迷い込んだ結果としか言いようがない。

最後に一言。この本は一時期麻薬取締法、覚せい剤取締法、大麻取締法などを所管し、麻薬取締官を取りまとめた立場から書いたので、警察の活動については、ほとんど記述できていない。しかし振り返ってみると、私の現職当時暴力団の人数は約10万人だったと記憶しているが、今やその3分の1にまで減少している。それは１９９２年に成立した暴力団対策法の効果とともに、30万人近い警察官の日々の地道な活動の成果であることは言うまでもない。そしてそれが実は「奇跡の国」に近づいた最大の要因だったかもしれない。その様な視点からの検証はしかるべき筆者の筆に期待しつつ、パソコンのスイッチを切ります。

資料一覧

第一部

第2章
「麻薬物語」、久万楽也、1960年、井上書房
第3章
「マトリ　厚労省麻薬取締官」、瀬戸晴海、2020年、新潮社
第5章
「宮崎輝の取締役はこう勉強せよ」、宮崎輝、1991年、三笠書房
第7章
「DDT革命」、1986年、C・F・サムス著、竹前栄治訳、1986年、岩波書店
「日本の阿片王―二反長音蔵とその時代」、2002年、倉橋正直著、2002年、共栄書房

第二部

第8章、第9章
第二回国会　参議院厚生委員会会議録第十五号（国会図書館）

第三部

『第五次薬物乱用防止五か年戦略』、平成30年8月、薬物乱用対策推進会議
https://www.mhlw.go.jp/content/11126000/000341876.pdf

第15章

『危険ドラッグとの戦い』、藤井基之、２０１４年、薬事日報社

第17章

『よくわかるＷＨＯ方式がん疼痛治療法』、武田文和、的場元弘、鈴木勉、２０１６年、金原出版

『一般社団法人　医薬品適正使用・乱用防止推進会 -Know Pain, No Pain. Know Sleep, No Sleeplessness.』、
一般社団法人　医薬品適正使用・乱用防止推進会（代表：鈴木勉氏）
http://cppjp.or.jp/

第19章

『依存症対策―厚生労働省』、厚生労働省
https://www.mhlw.go.jp/stf/seisakunitsuite/bunya/0000070789.html

第四部

第21章

『医師がくすりを売っていた国　日本』、山本章、２０１５年、薬事日報社

第23章

『ヒトラーとドラッグ　第三帝国における薬物依存』、ノーマン・オーラー、２０１８年、白水社

第24章

『大麻は取り締まるより合法化　カナダの壮大な社会実験、「選択と集中」の結果だ：朝日新聞 GLOBE+』、朝日新聞 GLOBE 編集部員　西村宏治
https://globe.asahi.com/article/11980114
『大麻が合法的に吸える「コーヒーショップ」が次々に閉店している理由、そして浮かび上がる問題点とは-GIGAZINE』
https://gigazine.net/news/20170111-amsterdam-coffeeshops-closing/

第25章
「麻薬天国ニッポン」、菅原通齋、1962年、創思社

第26章
『技術の系統化調査報告』、国立科学博物館、Vol.22, 2015年3月 梅津浩平

第五部

第29章
世界、藤野彰、岩波書店、2019年2月、3月、6月

第30章
Number、文芸春秋社、2017年7月13日

第六部

第33章
『麻薬天国ニッポン』、菅原通齋著、1962年、創思社

第35章、第37章
『麻薬・覚せい剤乱用防止センター10周年記念誌』、麻薬・覚せい剤乱用防止センター、1997年9月

著者略歴

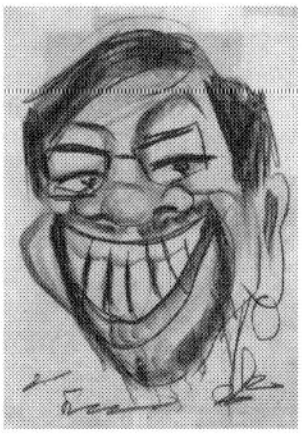
1978年フィレンツェでの似顔絵

山本《やまもと》　章《あきら》

1945年、兵庫県姫路市生まれ。横浜市在住。京都大学薬学部卒。薬剤師。

現在：ＮＰＯ法人青葉の樹理事長。

勤務歴：（1970～2012年）厚生省、環境庁、㈶日本薬剤師研修センター、興和㈱、わかもと製薬㈱。

その他：ファルマシア編集委員、日本薬剤師会理事。京都大学薬学部、徳島大学薬学部、静岡薬科大学、星薬科大学、昭和薬科大学、新潟薬科大学、京都薬科大学、神戸学院大学薬学部などの非常勤講師。㈶食品薬品安全センター、星薬科大学の評議員。姫路観光大使など。

生活信条：禅的生活

受賞歴：瑞宝小綬章（令和元年）

著作：医師が薬を売っていた国　日本　―どこから来たか薬剤師・どこへ行くのか薬剤師―

どうする麻薬問題
「奇跡の国」と言われているが・・・

2020年５月15日　第１刷発行

著者　山本　章

発行　株式会社薬事日報社

〒101-8648　東京都千代田区神田和泉町１番地

電話　03-3862-2141　　FAX　03-3866-8408

URL　http://www.yakuji.co.jp/

印刷　昭和情報プロセス株式会社

表紙デザイン　株式会社オセロ

ISBN 978-4-8408-1521-5

落丁・乱丁本は送料小社負担でお取替えいたします。